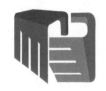

"十二五"职业教育国家规划教材
经全国职业教育教材审定委员会审定

供高专高职医药卫生类专业使用

解剖组胚学

（下册）

第四版

主　编　曹庆景　胡小和
副主编　何世洪　刘啟蒙　王海鑫
　　　　武建军　乔国军
编　委　（按姓氏拼音排序）
　　　　曹庆景　聊城职业技术学院
　　　　何世洪　四川中医药高等专科学校
　　　　胡小和　长沙卫生职业学院
　　　　况　勇　重庆医药高等专科学校
　　　　刘宏伟　承德护理职业学院
　　　　刘啟蒙　重庆医药高等专科学校
　　　　乔国军　承德护理职业学院
　　　　吴　宝　赤峰学院医学院
　　　　王海鑫　南阳医学高等专科学校
　　　　武建军　宁夏医科大学基础学院
　　　　叶　明　红河卫生职业学院
　　　　郑立宏　贵阳护理职业学院
　　　　朱崇先　聊城职业技术学院

科学出版社
北京

内 容 简 介

本书内容包括组织学和胚胎学，分细胞、基本组织、器官与系统三部分介绍。全书系统介绍了组织学与胚胎学基本知识，同时尽量反映组织学与胚胎学的最新研究成果，力争做到层次分明、重点突出、简明扼要和密切联系临床工作实际。教材在更新部分传统内容的基础上，部分重点内容辅以视频或动画，助于学生理解。对接职业资格考试要求，每章节增加了"考点提示"，穿插了紧贴临床的、丰富多彩的链接和临床案例；优化了课程每章的教学目标，注重了内容的前后呼应，使教学更具有针对性，对学习效果的检测更明显，大大提高了教材的实用性、科学性及先进性。本书供高专高职医药卫生类专业使用。

图书在版编目（CIP）数据

解剖组胚学．下册/曹庆景，胡小和主编．—4版．—北京：科学出版社，2016.8

"十二五"职业教育国家规划教材

ISBN 978-7-03-048875-6

Ⅰ．解… Ⅱ．①曹… ②胡… Ⅲ．①人体解剖学–职业教育–教材②人体组织学–人体胚胎学–职业教育–教材 Ⅳ．R32

中国版本图书馆 CIP 数据核字（2016）第136768号

责任编辑：高 磊 / 责任校对：桂伟利
责任印制：李 彤 / 封面设计：张佩战

科 学 出 版 社 出版

北京东黄城根北街 16 号
邮政编码：100717
http://www.sciencep.com

北京虎彩文化传播有限公司 印刷

科学出版社发行 各地新华书店经销

*

2003 年 8 月第 一 版 开本：787×1092 1/16
2016 年 8 月第 四 版 印张：10 1/2
2022 年 8 月第二十一次印刷 字数：249 000

定价：41.80 元
（如有印装质量问题，我社负责调换）

前　言

　　本教材编写围绕《国家中长期教育改革和发展规划纲要（2010-2020年）》和《中共中央国务院关于深化医药卫生体制改革的意见》文件精神，根据新时期高素质技术技能人才培养的要求，在全国多所医药高等职业院校的大力支持下进行编写的。教材的编写遵循"科学性、系统性、职业化、创新性、发展性"的"五性"原则，按照高职护理人才培养的目标导向，以护理行业标准，护士资格考试大纲为依据，运用"反证"方法，始终贯彻基础、基础应用、专业、专业行业标准纵向对接、支撑的思想编写而成。全书在内容选择上，本着"必需、够用、适度"的原则，以岗位需要为出发点，以能力培养为重点，确定内容的深度与广度。本教材适于高职高专护理、助产专业使用，也可以作为医学成人教育教学用书。

　　本教材的每章前列出了学习目标，既有利于学生明确学习目标，也有利于学生自主学习。正文中结合具体内容设计了"知识拓展"，有利于开拓学生视野，了解组织胚胎学知识与临床护理联系及组织学新进展。借助"互联网＋"技术，部分章节正文配以动画极丰富的图片，有利于学生理解组织微细结构特点，培养学生临床思维意识。在正文旁边，列有"考点提示"，有利于学生抓住学习重点。在每章的后面还列出了目标检测题，以利于学生知识检测与巩固，培养学生运用所学知识去解决实际问题的能力。

　　来自全国十所高职高专院校的人体解剖与组织胚胎学教学一线骨干教师参与了编写工作，他们年富力强、认真严谨，对他们在编写中付出的辛勤劳动表示衷心的感谢。编写工作还得到参编学校的大力支持与帮助，在此一并表示感谢。

　　由于编者水平有限，教材在编写形式、内容安排、文字处理等方面或许存在问题和不足，恳请广大师生批评、指正。

曹庆景　胡小和

2016年6月

目　　录

第 1 章　绪论 ……………………………… 1
　一、人体的组成 …………………………… 1
　二、组织学及胚胎学的定义及在医学中
　　　的地位 ………………………………… 1
　三、组织学及胚胎学的研究方法 ………… 2
　四、组织学及胚胎学的学习方法 ………… 3
第 2 章　细胞 ……………………………… 5
　一、概述 …………………………………… 5
　二、细胞的基本结构 ……………………… 6
　三、细胞分裂 ……………………………… 12
　四、细胞的分化 …………………………… 13
　五、细胞凋亡 ……………………………… 13
第 3 章　上皮组织 ………………………… 15
　一、被覆上皮 ……………………………… 15
　二、腺上皮和腺 …………………………… 20
第 4 章　结缔组织 ………………………… 23
　一、疏松结缔组织 ………………………… 24
　二、致密结缔组织 ………………………… 30
　三、脂肪组织 ……………………………… 30
　四、网状组织 ……………………………… 31
第 5 章　软骨组织和骨 …………………… 33
　一、软骨组织 ……………………………… 33
　二、骨组织和骨 …………………………… 34
　三、骨的发生 ……………………………… 36
第 6 章　血液 ……………………………… 38
　一、红细胞 ………………………………… 38
　二、白细胞 ………………………………… 39
　三、血小板 ………………………………… 40
　四、血细胞发生 …………………………… 41
第 7 章　肌组织 …………………………… 43
　一、骨骼肌 ………………………………… 43
　二、心肌 …………………………………… 46
　三、平滑肌 ………………………………… 47
第 8 章　神经组织 ………………………… 50
　一、神经元的形态结构 …………………… 50

　二、神经胶质细胞 ………………………… 53
　三、神经纤维 ……………………………… 54
　四、神经末梢 ……………………………… 56
第 9 章　循环系统 ………………………… 59
　一、循环系统管壁的一般结构 …………… 59
　二、循环系统各段管道的结构特点 …… 60
　三、心 ……………………………………… 62
　四、微循环 ………………………………… 64
第 10 章　免疫系统 ………………………… 66
　一、免疫细胞 ……………………………… 66
　二、淋巴组织 ……………………………… 68
　三、淋巴器官 ……………………………… 68
第 11 章　消化管 …………………………… 74
　一、消化管壁的一般结构 ………………… 74
　二、口腔与咽 ……………………………… 75
　三、食管 …………………………………… 77
　四、胃 ……………………………………… 77
　五、小肠 …………………………………… 79
　六、大肠 …………………………………… 81
　七、消化管的淋巴组织 …………………… 82
　八、胃肠的内分泌细胞 …………………… 82
第 12 章　消化腺 …………………………… 84
　一、唾液腺 ………………………………… 84
　二、胰腺 …………………………………… 84
　三、肝 ……………………………………… 85
　四、胆囊与胆管 …………………………… 88
第 13 章　呼吸系统 ………………………… 91
　一、呼吸道 ………………………………… 91
　二、肺 ……………………………………… 93
第 14 章　泌尿系统 ………………………… 97
　一、肾 ……………………………………… 97
　二、排尿管道 ……………………………… 101
第 15 章　男性生殖系统 ………………… 103
　一、睾丸 …………………………………… 103
　二、生殖管道 ……………………………… 106

三、附属腺 …………………… 107

第 16 章　女性生殖系统 …………… 110
一、卵巢 ……………………… 110
二、输卵管 …………………… 113
三、子宫 ……………………… 114
四、乳腺 ……………………… 116
五、阴道 ……………………… 117

第 17 章　皮肤 ……………………… 119
一、表皮 ……………………… 119
二、真皮 ……………………… 121
三、皮肤的附属器 …………… 121
四、指（趾）甲 ……………… 122

第 18 章　眼和耳 …………………… 124
一、眼 ………………………… 124
二、耳 ………………………… 127

第 19 章　内分泌系统 ……………… 131
一、概述 ……………………… 131
二、甲状腺 …………………… 132
三、甲状旁腺 ………………… 133
四、肾上腺 …………………… 134
五、垂体 ……………………… 135
六、松果体 …………………… 138
七、弥散神经内分泌系统 ………… 138

第 20 章　人体胚胎学总论 ………… 140
第 1 节　人体胚胎早期发育 …… 140
一、生殖细胞和受精 ………… 140
二、胚泡形成和植入 ………… 142
三、胚层的形成和分化 ……… 144
第 2 节　胎膜和胎盘 …………… 148
一、胎膜 ……………………… 148
二、胎盘 ……………………… 150
第 3 节　双胎、多胎和联胎 …… 152
一、双胎 ……………………… 152
二、多胎 ……………………… 153
三、联胎 ……………………… 153
第 4 节　先天性畸形 …………… 153
一、先天性畸形的发生原因 … 154
二、致畸敏感期 ……………… 154
第 5 节　胎儿的血液循环 ……… 155
一、胎儿血液循环途径 ……… 155
二、胎儿血液循环的特点 …… 155
三、胎儿出生后血液循环的变化 … 156

参考文献 …………………………… 159
教学大纲 …………………………… 160
参考答案 …………………………… 162

第1章 绪 论

📖 学习目标

1. 组织学及胚胎学的概念及其在医学中的地位。
2. 学习组胚学的观点及研究方法。
3. 组织学与胚胎学的常用技术、发展史与新进展。

一、人体的组成

人体结构和功能的单位按由小到大的顺序依次包括：细胞、组织、器官和系统。

细胞是人体结构和功能的基本单位。许多形态结构相似、功能相近的细胞，借细胞间质（由细胞产生）结合在一起，所形成的结构，叫组织（tissue）。人体的组织可分为四大类，即上皮组织、结缔组织、肌组织和神经组织。由不同的组织组成的具有一定形态、能完成一定生理功能的结构叫器官，如心、肝等。许多功能相关的器官连接在一起，完成一种连续的生理功能叫系统。人体共有九大系统，如由肾、输尿管、膀胱、尿道等组成的泌尿系统。

考点提示：人体的组成。

二、组织学及胚胎学的定义及在医学中的地位

组织学和胚胎学是既互相联系又相对独立的两门学科，我国医学教育习惯地将其作为一本书籍讲授学习。组织学（histology）是借助显微镜研究机体微细结构及其相关功能的科学。组织学内容可分为两大部分，即基本组织和器官系统的组织结构及功能。胚胎学（embryology）是研究个体的发生、生长发育及其形态结构变化规律的科学。胚胎学内容分为胚胎早期发育和各器官系统的发育以及各种常见的先天性畸形及其成因等内容。本教材主要介绍胚胎的早期发育，包括生殖细胞的发生、受精、胚胎的发育、胚胎与母体的关系以及胎儿血液循环、先天畸形、双胎多胎等。

考点提示：组织胚胎学的研究内容。

当代组织学

随着科学技术的迅猛发展，组织学与胚胎学的研究方法和手段，已在经典技术的基础上发展到应用多种技术手段进行综合性科学研究阶段。大量使用新发明的仪器和相关技术，如流式细胞仪、图像分析仪、各种特殊显微镜、电子显微镜、免疫细胞化学、同位素示踪标记、组织培养、细胞融合、原位杂交术、分子重组和基因工程等，从而使组织学和胚胎学内容不断更新、充实和扩展。同时从整体水平、细胞水平和分子水平探索许多复杂的生命现象。

链接

组织学与胚胎学是医学公共基础的主干课程，通过本门课程的学习，系统地掌握人体的微细结构和发生发育规律，为学习其他基础课和临床医学课程奠定形态学基础。

三、组织学及胚胎学的研究方法

随着科学技术的不断发展，人们观察微观世界的手段日益丰富，效果日趋精确。

（一）光学显微镜技术

普通光学显微镜简称光镜（light microscope，LM），借助光镜观察切片是学习组织学最基本而又常用的技术，最好的光镜分辨力为 0.2μm，可将物体放大为 1000 倍左右，可观察到细胞组织的微细结构称光镜结构。光镜观察，要求组织细胞要有较好的透明度，就必须先了解切片制作技术。制作切片方法较多，下面以石蜡切片为例，介绍基本操作程序如下：

1. 取材和固定　将新鲜组织按要求切成小块，用蛋白质凝固剂（常用甲醛、乙醇、醋酸等）固定，目的是使组织中蛋白质凝固，防止组织坏死、腐败，更大程序上保持细胞组织的原本结构。

2. 脱水、透明和包埋　脱水是把组织块内的水分吸收出来，为切片和染色做准备。方法是把组织块依次放入从低浓度到高浓度的乙醇溶液中。包埋是把脱水后的组织块浸入石蜡中（由于乙醇不溶于石蜡中，故再用二甲苯置换出组织中的乙醇并使组织块透明，然后将组织块置于融化的石蜡中），让蜡液浸入组织细胞内，冷却后组织块便具有了硬度，便于切片。

考点提示：
简述石蜡切片术的主要过程。

3. 切片和染色　将埋有组织的石蜡块用切片机切为 5～10μm 的薄片贴在载玻片上，脱蜡后进行染色、透明等处理。

4. 封片　最后用树胶加盖片封固。

最常见的染色方法为 HE 染色（即苏木精 - 伊红染色法）。

HE 染色及几种染色简介

HE 染色　组织切片的染色是使无色的组织结构呈现颜色，增加对比度，形成反差以便镜下分辨。最常用染色方法是苏木精（hematoxylin）- 伊红（eosin）染色法（简称 HE 染色）。苏木精染液为碱性，主要使细胞核内的染色质与胞质内核糖体着紫蓝色，这种结构称嗜碱性；伊红为酸性染料，主要使细胞质和细胞外基质中的成分着红色，这种结构称嗜酸性，与两染料的亲和力都不强的结构称中性。

考点提示：
解释 HE 染色的步骤。

有些组织结构可直接使硝酸银还原而显色，称亲银性，有些结构需加入还原剂后才能显色，称嗜银性。有些组织成分用甲苯胺蓝等碱性染料染色后不显蓝色而呈紫红色，这种现象称异染性。

除石蜡片外还有①冰冻切片：把组织块经液氮（－196℃）冰冻后，用恒温箱切片机切片染色、透明等方法制成切片。②涂片：将游离的细胞（如血红细胞）直接涂于玻片染色等。③铺片：将结缔组织（如疏松结缔组织）撕成薄膜铺在载玻片上染色的方法。④磨片：把骨和牙等硬组织磨成薄片贴于玻片上。

另外，还有特殊光学显微镜如暗视显微镜、相差显微镜和荧光显微镜、偏差显微镜、紫外线显微镜等。

（二）电子显微镜技术

电子显微镜简称电镜（electron microscope，EM），基本原理与光镜相似，是以电子发射器代替光源，以电子束代替光线，以电子磁透镜代替光学透镜，最后将放大的物像投影在荧光屏上进行观察，分辨力可达 0.2nm，有效放大倍数可达几十万倍，甚至 100 万倍，所观察的结构称超微结构。电子显微镜又包括透射电镜和扫描电镜等。

（三）组织化学和细胞化学技术

组织化学（hisochemistry）和细胞化学（cytochemistry）是通过化学反应原理显示组织

切片细胞内的某种化学成分，进行定位、定量及其功能相关的研究。光镜、电镜技术在研究细胞、组织的形态结构方面起很大作用，但对组织中某种物质的存在与否、如何分布，即组织中物质的定性、定位的研究必须借助组织化学技术。如糖类、脂类、核酸等与试剂发生化学反应，形成有色终末产物，在光镜电镜下观察。

1. 一般组织化学技术　基本原理是在切片上或被检材料上，加某种试剂，使它和组织或细胞内的待检物质发生化学反应，形成最终产物或有色沉淀物，用光镜观察，或重金属沉淀，用电镜观察，对某种物质进行定性和定位。

2. 免疫组织化学技术（immunohistochemistry）　根据抗原与抗体特异性结合的原理，检测组织内多肽和蛋白质的技术。先制备抗体，将抗体与标记物相结合，制备标记抗体，最后用这种标记抗体与组织切片共同孵育，抗体就会与组织中相应特异性抗体结合，在显微镜下观察标记物而获得多肽等的分布。

过碘酸－希夫反应（PAS 反应）

显示多糖和糖蛋白的糖链，糖被强氧化剂过碘酸氧化后，形成多醛，后者再与无色的品红硫酸复合物（即希夫试剂）结合，形成紫红色反应产物，称 PAS 阳性反应。

---

3. 免疫荧光组织化学　组织标本用荧光色素染色后，用荧光显微镜观察对荧光染料有亲和力的物质，如 RNA、DNA、肝素和肾上腺素等。

另外，还有免疫细胞化学、原位杂交术、放射自显影术等。

（四）组织细胞培养技术

组织培养或细胞培养是在体外研究活组织、活细胞的形态结构和生理功能动态变化的一种很有价值的研究手段，已广泛应用于生物医学各个领域。组织细胞培养是在无菌条件下进行，从机体得到的活组织或活细胞，或者可供长期传代培养的细胞株，放入盛有营养液培养基的培养瓶（板）内，在一定温度、适宜的 O_2 与 CO_2 浓度、pH 等条件下进行培养。可在相关显微镜下直接观察细胞的增殖、分化、吞噬等动态变化，可用显微镜录像或显微电影真实记录活细胞的连续变化过程。还可应用组织细胞培养研究各种物理或化学因素对活细胞的影响。

（五）形态计量技术

形态计量或立体计量术是研究组织和细胞内各种有形成分的数量、体积、表面积等绝对和相对数值的方法。研究物体某些结构的立体数值的科学称体视学。通过组织切片或照片的平面图像的测定，可将平面测得的数据按数学原理和公式推算出立体结构的参数。

目前常用的精密定量仪器有显微分光光度计、显微荧光光度计、流式细胞光度计和图像分析仪等。

四、组织学及胚胎学的学习方法

1. 二维、三维转换学习法　将断层标本分与合的原理应用于组织学学习，正确应用由显微镜下二维结构的观察到三维结构重建的思维方式，使学到的组织学结构更完整。

2. 微观结构宏观化的学习方法　组织学的四个水平：组织、细胞、亚细胞和分子。高职高专学生学习的重点在于人体局部器官结构的组织类别配布，不同组织配布中细胞的分布、大小、形态结构特点及对应功能。将微观结构宏观化的讲与学，是增进学习效果的又一好办法。

3. 形态与功能联系的学习方法　组织学和胚胎学属于形态学科，一方面要掌握各种细胞、组织和器官的形态特点，对其加以辨认；同时应联系它们各自对应的功能。从功能来理解形态、结构，或从形态结构分析功能。

形态与功能的统一

　　肌细胞为适应收缩功能其形态细长，胞质内含收缩成分—肌丝；巨噬细胞为完成其吞噬功能，胞质内含有大量溶酶体。表面有伪足，以便"抓住"异物；红细胞呈双凹圆盘状小体，胞质中含有大量血红蛋白，表面光滑，这与红细胞运输氧和二氧化碳功能相统一。

---

　　4. 理论联系实际的学习方法　学好组织学与胚胎学，必须注重理论联系实际，必须重视实验，通过观察切片标本，仔细辨认光镜及电镜下各器官、组织和细胞的微细结构特点，从实际观察中得到感性知识，加强对理论知识的巩固及理解。

　　5. 坚持发生、发展与进化的学习观点　人体各种组织、器官的形态结构是在漫长的由低级到高级、由简单到复杂的进化过程中逐步形成的。这些组织一直处在新陈代谢、发育分化的动态变化中。同时这些变化受机体内外环境变化的影响。

　　6. 学科间相互渗透的学习观点　在组织学与胚胎学的教学中，无论是研究方法还是基本理论的验证，都要涉及和联系其他学科的新成就，尤其是细胞生物学、分子生物学、免疫学、生物化学和生物物理学等。因此，在学习形态结构基本知识的前提下，不要死记硬背，要善于分析，善于比较，善于应用参考资料，扩大知识面，活跃思路，深刻理解，达到融会贯通，为其他医学基础课和专业课学习夯实基础。

小　结

　　组织学是借助于显微镜，研究正常人体细胞、组织、器官微观形态结构的科学。其常用的研究方法包括：光学显微镜技术、电子显微镜技术、组织化学技术、放射自显微技术、图像分析术等。常用的染色方法为 HE 染色。

　　胚胎学是研究人体发生、发育及其变化规律的科学。

　　本门课程的学习方法与观点包括用新视觉探索人体奥妙的兴趣、理论结合实际、形态和功能相统一、立体和平面相统一、宏观和微观相统一等多种方法来学习。

目 标 检 测

一、A_1 型题

1. 一般光镜最高的分辨率是（　　）

　　A. 2.0nm　　　　　　　　B. 0.2nm

　　C. 0.2μm　　　　　　　　D. 2.0μm

　　E. 0.02μm

2. 透射电镜最高的分辨率是（　　）

　　A. 0.2nm　　　　　　　　B. 2.0nm

　　C. 10nm　　　　　　　　D. 0.2μm

　　E. 8nm

二、B_1 型题

　　A. 细胞膜　　　　　　　　B. 嗜碱性颗粒

　　C. 细胞核　　　　　　　　D. 嗜酸性颗粒

　　E. 糖原

3. 对伊红亲和力强的结构有（　　）

4. 对苏木精亲和力强的结构有（　　）

第 2 章 细 胞

📖 学习目标

1. 典型细胞的组织结构及大体配布。
2. 细胞周期、细胞凋亡的概念。
3. 各主要细胞器的形态、结构及对应功能。
4. 有丝分裂各期特点。

一、概 述

细胞（cell）是构成生物形态结构和功能活动的基本单位。形态、功能的多样性与光镜结构的统一性是人体细胞的特征（图 2-1）。在光镜下，细胞可分为细胞膜（cell membrane）、细胞质（cytoplasm）和细胞核（nucleus）三部分（图 2-2）。细胞质由基质、细胞器、内含物组成，细胞核则由核膜及其包被的核基质、染色质、核仁等组成。构成细胞的各种生物物质统称为原生质，细胞膜、细胞质、细胞核都是原生质的特化部分。

考点提示：
简述细胞的构成。

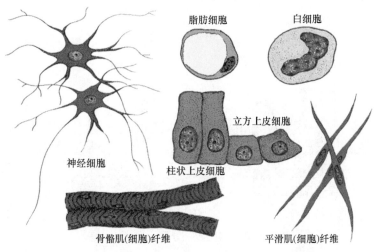

图 2-1 细胞形态分类模式图

构成各种细胞的化学元素基本相同，组成细胞的 22 种元素中有 16 种是所有细胞所具有的，属细胞组成的宏量元素，C、H、O、N 是细胞最主要最普遍存在的元素。除宏量元素外还含有一些微量元素或超微量元素，它们含量甚少，但细胞功能必不可少。组成细胞的物质分为有机物和无机物两大类，无机成分约占细胞干重的 3%～5%，大多以盐类或离子的形式存在，均与细胞的功能活动直接或间接相关。细胞的有机成分包括蛋白质、脂类、糖、

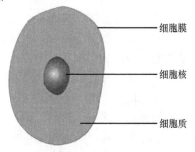

图 2-2 细胞结构模式图

考点提示：
简述核酸的定义及组成。

5

核酸，它们赋予细胞特征性结构的物质基础。蛋白质是细胞生物大分子的主要成分，占细胞湿重的 10%，平均相对分子质量为 36000。

考点提示：
请查一查哪些微量元素与哪些细胞的哪些功能有关？

核酸主要位于细胞核内，但在胞质中也可见，其组成单位是核苷酸，分核糖核苷酸（RNA）与脱氧核糖核苷酸（DNA）两种。核酸是遗传信息的载体，完成遗传信息的复制、分配、转录、翻译、表达等功能。脂类包括脂肪和类脂，占细胞重量的 2%，是细胞生物膜结构和生命代谢的物质。糖类与脂类结合形成糖脂参与生物膜构成，与蛋白质结合形成糖蛋白，是血型抗原、抗体和某些激素的基本成分。糖原是细胞的能量储存方式。

二、细胞的基本结构

把一个椭圆形的体细胞同鸡蛋比照，它们的层次结构是否很相似？又有哪些不同呢？下面，我们就逐层学习。

（一）细胞膜

细胞膜是细胞的最外层结构，细胞膜结构不仅存在于细胞表面，而且在细胞内还有丰富的膜相结构，如某些细胞器表面的膜和细胞核的核膜都属于同样的膜相结构，统称为生物膜或单位膜。

1. 细胞膜的结构　细胞膜（图 2-3）主要是由所谓的"三大物质"：脂类、蛋白质和糖类构成，其中脂类和蛋白质是主要成分，三大物质的排列组合，目前比较公认的是"液态镶嵌模型学说"，该模型的要点是类脂双分子层构成生物膜的连续主体，既具有固体分子排列的有序性，又具有流动性特点，体现了结构的"液态"特征。球形蛋白分子则以各种方式与脂质分子相结合，以嵌入或跨膜形式存在为主，表现了结构的"镶嵌"性，这也是"液态镶嵌模型"学说的来源。

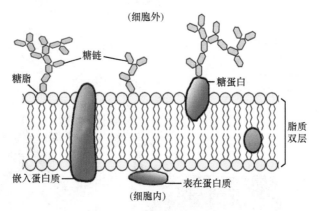

图 2-3　细胞膜的结构模式图

（1）膜脂双分子层：细胞膜的膜脂分子以磷脂为主，磷脂分子是极性分子，一端为头端，属亲水性基团称亲水端，另一端是尾端为疏水端。由于生物膜周围接触均为水溶液环境，所以亲水的分子头部朝向膜的内外面，而疏水的尾部则伸入膜的内部，形成膜脂双分子层的结构形式，膜脂双分子层在正常生理条件下，处于液态，有一定的流动性，膜中的类脂分子可做弯曲、旋转、翻转等运动，对膜进行正常生理功能是十分必要的。

（2）膜蛋白质：根据蛋白分子在膜脂的分布，将附于亲水端表面的膜蛋白称为表在蛋白或外周蛋白，将嵌入膜内及跨越膜层的蛋白质称内在蛋白或嵌入蛋白。内在蛋白是膜蛋白的主要存在形式，约占膜蛋白总量的 70%～80%。膜蛋白往往构成膜的受体、载体、抗原、酶等。

（3）膜糖：细胞膜外表面有糖链与膜蛋白质分子或脂类分子相结合形成糖蛋白与糖脂。糖链构成细胞表面的糖衣又称细胞衣，在红细胞表面形成的血型糖蛋白，与红细胞膜抗原特异性直接相关。糖衣的功能除作为细胞膜的保护层外，尚与细胞的粘连、细胞识别和物质交换等有关。

2. 细胞膜的生物学特征　生物膜除了有上述极性外，还具有①结构稳定性。②膜的不对称性，即：膜的大分子的装配、结构和功能在各膜面都有差异性。③膜的流动性，即：膜脂分子的流动性和膜蛋白分子的流动性。④膜的区域性，主要指分子造型在同一膜面所出现的区域性差异。

3. 细胞膜的功能　①物质转运功能；②信息传递功能；③膜受体；④抗原属性功能；⑤细胞识别功能；⑥细胞防御功能；⑦细胞黏合和细胞连接功能。

考点提示：简述液态镶嵌模型学说的要点。

考点提示：简述细胞膜的功能。

考点提示：请大胆设想：依据细胞膜在发病中的异常变化，可做哪些诊断、治疗、愈后判断方面的研究？

细胞膜与疾病

　　细胞膜在细胞的生命活动中具有重要角色，细胞膜的结构和特征的异常改变都可引起细胞功能的紊乱和病理变化。细胞癌变的最明显特征之一就是表面膜的变化，癌细胞出现特异的膜表面抗原，有些癌细胞还会出现膜的流动性增大，微绒毛、皱褶和伪足的大小、数量都比正常细胞增多、细胞活动性增大等有利于癌细胞浸润的特点。近年来对细胞膜激素受体及细胞信息传递系统的异常与疾病相关的研究发现，肥胖和糖尿糖的发生均与细胞胰岛素受体的结合性低下有关。

（二）细胞质

细胞质简称胞质，又称胞浆，由基质、细胞器和内含物组成。

1. 基质　即细胞液（cell sap），在光镜下为透明或细粒状，构成细胞的内环境。

2. 细胞器　是细胞质中具有一定形态结构和功能的"细胞器官"。光镜下可见到线粒体、高尔基复合体及中心体。电镜下还可看到溶酶体、内质网、核糖体、过氧物酶体及部分细胞骨架结构。

（1）线粒体——细胞供能器：光镜下线粒体（mitochondria）通常呈线状、圆形、卵圆形、杆状或丝状，以卵圆形居多，其形态、大小、数量、分布常因细胞种类和生理状态而有差异（图2-4）。电镜下线粒体呈长椭圆形，由双层膜构成，外膜光滑，内膜向内折叠形成线粒体嵴（图2-5）。线粒体内含有丰富的酶，已发现的线粒体酶有120多种，其中氧化还原

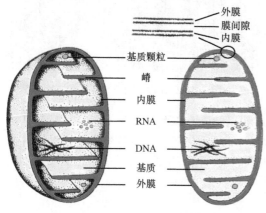

外膜
膜间隙
内膜

基质颗粒
嵴
内膜
RNA
DNA
基质
外膜

图 2-4　线粒体的结构模式图

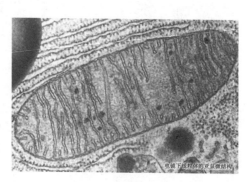

图 2-5　线粒体电镜像

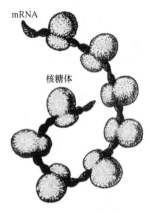

图 2-6　核糖体模式图

酶占比例最大，达 37%。葡萄糖在线粒体内生物氧化过程中产生能量，供细胞利用，故称其为细胞供能器。研究发现，线粒体基质中还含有 DNA 和 RNA 以及核糖体，说明线粒体能独立合成蛋白质，进行自我复制。

（2）核糖体——细胞内合成蛋白质的场所：核糖体（ribosome）又称核蛋白体。光镜下是胞质中的嗜碱性物质，又常称核外染色质，电镜下为直径 15～25nm 的颗粒状结构，化学成分为核糖核酸（RNA）和蛋白质。核糖体是细胞合成蛋白质的细胞器，核仁内由 rDNA 转录合成 rRNA 和蛋白质一起形成了核糖体大、小亚基后，穿核孔进入细胞质，大、小亚基合并成为核糖体（图 2-6）。核糖体有两种存在形式：一种游离于细胞基质中或附于微梁网上，称游离核糖体；另一种附着在内质网、核外膜的胞质面上称膜旁核糖体或固着核糖体。前者合成细胞自身所需的结构蛋白质和细胞结构更新所需要的酶；后者合成分泌性蛋白质又称输出蛋白，通过胞吐作用，向细胞外输出。

（3）内质网——多功能膜性小管系统：电镜下内质网（endoplasmic reticulum，ER）呈小管状或扁囊结构，有的则扩大如泡。此结构在细胞质中纵横交错，互相沟通连接成网。根据内质网膜表面有无核糖体附着，将内质网分为粗面内质网（rough endoplasmic reticulum，RER）和滑面内质网（smooth endoplasmic reticulum，SER）两种（图 2-7）。

① 粗面内质网：多为扁平囊状，表面附有核糖体，与蛋白质的合成有关（图 2-8）。

② 滑面内质网：多为分支的小管或小泡，无核糖体附着，胞质面平滑，称滑面内质网（图 2-7）。滑面内质网含有多种酶系，与固醇类、脂类、糖的代谢以及肌纤维的收缩有关。

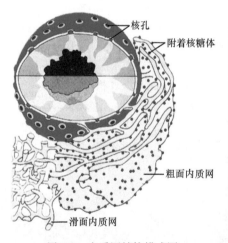

图 2-7　内质网结构模式图

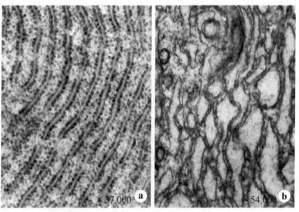

图 2-8　粗面内质网电镜图

内质网不仅本身彼此沟通，向内与外层核膜延续，在细胞质中又与高尔基复合体相接，从而形成错综复杂的内膜系统，一方面，像"隔离带"一样给各种代谢过程提供了互不干扰的内部环境，另一方面，扩大了内膜系的表面积，有利于各种生物化学反应的进行。细胞内膜系统包括核膜、内质网、高尔基复合体、线粒体、溶酶体、过氧物酶体以及各种膜性小泡。

滑面内质网功能

　　滑面内质网功能复杂，在不同细胞有不同的功能。如：在肝细胞中与合成肝糖原和解毒有关；在脂肪细胞与合成脂类有关；在肾上腺皮质细胞、睾丸间质细胞及卵巢黄体细胞中与合成固醇类激素有关；在肌细胞中有储存和释放钙离子功能，与传导神经兴奋有关，参与肌纤维的收缩活动。因此说，滑面内质网是众多细胞器中的"功能多面手"。

链　接

　　（4）高尔基复合体——细胞的加工厂：高尔基复合体（Golgi complex）存在于几乎所有的细胞中。光镜下观察只有镀银或锇酸浸染标本高尔基复合体才呈褐黑色网状结构。电镜下由扁平囊泡、小泡和大泡组成（图 2-9），故称复合体。其中，扁平囊泡 2～8 层平行排成一叠，略成弓形，是高尔基复合体最具特征性的部分，一般凹面向着细胞膜的一侧，称为成熟面或分泌面，凸面向着细胞核一侧，称生成面或未成熟面、顺面。小泡直径为 40～80nm，位于扁平囊泡的生成面及两端，被认为是附近粗面内质网或滑面内质网以"出芽"的方式形

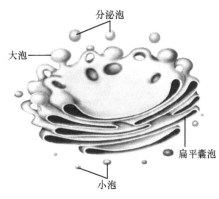

图 2-9　高尔基复合体模式图

成的，形成后移向高尔基复合体的扁平囊泡并与之融合，把粗面内质网合成的蛋白质，连同内质网的膜成分运到高尔基复合体中。大泡呈球形，直径为 100～150nm，由扁平囊泡周边或其分泌面形成膨大并脱落形成，然后移向细胞膜并与之融合，把高尔基复合体的内含物通过泡吐作用分泌到细胞外。

　　从高尔基复合体形成分泌物的过程，充分说明高尔基复合体的三部分结构并不是固定不变的，而是小泡不断并入，大泡不断离去，使高尔基复合体处于新陈代谢的动态变化中。高尔基复合体在细胞分泌活动中起重要的作用：一是将粗面内质网合成的分泌蛋白加工、浓缩、加膜形成分泌泡，最后分泌到细胞外；二是参与膜的转化，当大泡移向细胞膜并与之融合，将其内容物排出细胞膜后，高尔基大泡的膜与细胞膜就汇到一起，起到细胞膜和膜性细胞器的膜不断更新转化的作用。除此之外，高尔基复合体还参与糖蛋白的合成以及溶酶体的形成。

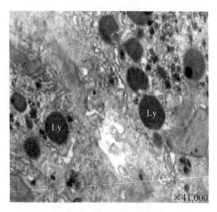

图 2-10　溶酶体电镜图

　　（5）溶酶体——细胞内消化器：溶酶体（lysosome）（图 2-10）是由一层膜围成的圆形或卵圆形结构，大小在 0.2～0.8μm。溶酶体普遍存在于各种细胞中，白细胞和巨噬细胞含量更多，几乎所有细胞的溶酶体都含有水解酶，现在已知的有 60 余种，能分解蛋白质、脂类、多糖及核酸等几乎所有生物大分子物质。溶酶体可分为三种：初级溶酶体、次级溶酶体及终末溶酶体（或残余体）。

　　① 初级溶酶体：是未执行消化活动的溶酶体，是由高尔基复合体扁平囊形成的溶酶体，其内没有被消化的底物。

　　② 次级溶酶体：当初级溶酶体与来自细胞内外物质相融合后称次级溶酶

溶酶体与疾病

　　溶酶体功能低下或亢进均可引起细胞病变。目前，已知的先天性溶酶体病源于细胞缺乏某种水解酶以致相应底物大量蓄积在溶酶体内而损伤细胞功能，这种现象称为溶酶体过载。血管硬化也可能与溶酶体功能不良有关，以致大量脂质蓄积在管壁平滑肌细胞内。矽肺的病理过程也与溶酶体有关，大量硅尘积聚在肺巨噬细胞内，SiO_2 可破坏溶酶体膜，使酶外溢，引发细胞自溶，硅尘又被其他巨噬细胞吞噬，如此反复，致使肺内出现进行性纤维病变。

体根据融合物质的来源不同又分为自溶酶体和异溶酶体，前者融合内源性物质，后者融合外源性物质。此外，若初级溶酶体同时或先后与自溶酶体及异溶酶体融合则称为混合溶酶体，若初级溶酶体与细胞内长期储存的分泌颗粒融合则称为分泌溶酶体。

　　③ 终末溶酶体或残余体：次级溶酶体内的底物被消化分解后称终末溶酶体，但也常常剩余一些不能消化的残物，这时的溶酶体称残余体。残余体可排出胞外也可积累在细胞内，如脂褐素颗粒。

　　（6）过氧化物酶体——细胞的防毒小体：过氧化物酶体（peroxisome）原称微体。为有膜包裹的卵圆形小体，直径 0.2～0.7μm。过氧化物酶体内含有多种酶，目前已知有 40 余种，其中主要是过氧化物酶、过氧化氢酶和氧化酶等，故称为过氧化物酶体。过氧化物酶体普遍存在于各种细胞内，特别是在肝细胞、肾小管上皮细胞及支气管无纤毛上皮细胞内更为丰富。能分解细胞内的过氧化氢和过氧化物，有保护细胞的作用，

　　（7）细胞骨架（cytoskeleton）：指细胞内线状造型结构的合称。主要包括微丝、微管、中间丝以及微梁网络，对维持细胞的形状、细胞的分化、空间定位、细胞的运动、胞内物质运输等都起着重要作用。

　　① 微丝（microfilament）：普遍存在于各种细胞内，特别在细胞周边部，在质膜下形成网，根据微丝的粗细不同可分为细微丝和粗微丝，两者的化学组成不同。细微丝直径 5～7nm，长约 1μm，主要由肌动蛋白组成，故也可称肌动蛋白微丝，与细胞的运动有关。

　　② 微管（microtubule）：是一种中空不分支小管，粗细较均匀，内径 17～22nm，外径 21～27nm，管壁厚约 5nm，一般直行或略弯曲。微管主要成分是微管蛋白和少量微管结合蛋白。微管参与构成细胞支架、与细胞的运动、细胞分裂、细胞内物质的运输和细胞分化等功能有关。

　　③ 中间丝：又称中等纤维或中丝，是一种大小介于粗微丝与细微丝之间、直径为 8～10nm 的实心细丝，存在于大多细胞内。上皮细胞中的张力原纤维、肌细胞 Z 带处的连接丝以及神经细胞的神经丝均为中间丝。

　　（8）中心体（centrosome）：是球形小体，因存在的位置比较接近细胞中央，故称中心体（图 2-11）。在光镜下，中心体由中心粒和中心球构成，中心粒是位于细胞中心的一对颗粒。电镜下为两个互相垂直的小圆筒，每个小圆筒由 9 组微管构成。每一组又包括 A、B、C 三个微管。中心球属细胞基质。中心体与细胞分裂

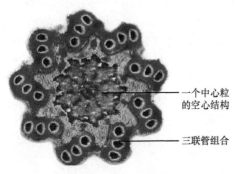

——一个中心粒的空心结构

——三联管组合

图 2-11　中心粒模式图

考点提示：
简述细胞器的组成及功能。

时期纺锤体的形成及染色体移动有关，参与细胞分裂。

3. 包含物　是细胞质内有一定形态的代谢产物。如糖原、脂滴、色素颗粒等。

细胞器与疾病

核糖体与粗面内质网　维生素缺乏时的成纤维细胞以及四氯化碳中毒时的肝细胞会出现多聚核糖体解聚现象，如果细胞受损比较严重，粗面内质网膜的核糖体从膜上脱落称为脱颗粒。多聚核糖体解聚和内质网脱颗粒可作为细胞合成蛋白质功能降低的一项指标。

线粒体　当细胞遭到内外因素的干扰时，线粒体出现的反应最早，变化最明显，通常以线粒体形态变化作为鉴别细胞功能的一项指标。如慢性酒精中毒时，肝细胞出现巨大线粒体或畸形线粒体；缺血、缺氧、炎症时，线粒体出现凝集、肿胀、水性变及空泡化；在某些恶性肿瘤细胞的线粒体内，可出现脂类包含物。由此，进一步佐证了结构、功能与疾病的辨证关系。

（三）细胞核

作为细胞的相对"核心"，细胞核（图 2-12）是细胞遗传、代谢、生长及繁殖的控制中心，在细胞生命活动中起决定性的作用。细胞核的形状和数目随物种类型及功能状态而异。细胞通常具有一个胞核，也有两个（肝细胞）甚至几十个乃至几百个细胞核（如骨骼肌细胞）。核的形态与细胞形态相适应，一般为球形、柱状、菱形细胞的核常呈椭圆形。

1. 核膜　是包被核表面的界膜，包括内、外两层，分别称内核膜和外核膜。两层膜之间的间隙，称核周隙。外层核膜附有核糖体，有的部位与内质网相连接。核膜上有小孔，称核孔，是胞核与胞质间物质交换的通道。

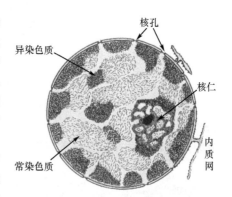

图 2-12　细胞核超微结构模式图

2. 染色质和染色体　染色质（chromatin）指细胞间期核内分布不甚均匀、易被碱性染料深染的 DNA 和蛋白质复合体。在光镜下较稀疏、染色较淡的部分称常染色质；较浓缩、染色较深的部分称异染色质。细胞在进行有丝分裂时，染色质细丝螺旋盘曲缠绕成为具有特定形态结构的染色体（chromosome），此时，光镜下清晰可见。分裂结束后，染色体解除螺旋化，分散于核内又重新形成染色质。所以两者是真核细胞的同一种遗传物质在细胞周期不同时期的两种不同表现形式。

染色质的 DNA 和蛋白质这两种成分组成颗粒状结构，称核小体，是构成染色质的基本结构单位。染色体的数目是恒定的。人体成熟的生殖细胞有 23 条染色体，称单倍型；人体体细胞有 46 条（23 对）染色体，称双倍体，其中常染色体 44 条，性染色体 2 条。常染色体男女相同，性染色体男性为 XY，女性为 XX。

3. 核仁（nucleolus）　见于某些间期细胞核内，呈球形，无膜包被，由核糖核酸（RNA）和蛋白质组成。核仁是合成核糖体大、小亚基的场所。

4. 核基质与核内骨架　核基质是核内的液体（核液）。核内骨架是核液中的细丝网架。

比较一下，细胞核的配布与整个细胞配布有何异同？

考点提示：解释细胞核的组成及作用。

三、细胞分裂

考点提示：
解释细胞周期的概念。

细胞分裂（cell division）是细胞增殖的主要方式，细胞数目的增加和细胞的更新等均需通过细胞分裂来完成，细胞分裂是细胞经过遗传物质复制，亲代细胞分裂成子细胞的过程。细胞分裂有三种形式：无丝分裂、有丝分裂和减数分裂（成熟分裂），有丝分裂是最普遍的细胞分裂方式。细胞增殖周期指细胞从前次分裂结束到下次分裂结束为止的整个过程，简称细胞周期。在细胞周期中，包括分裂期和间期，分裂期过程短，绝大部分是间期（图2-13）。

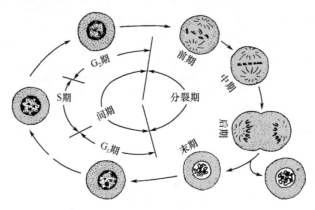

图 2-13　细胞周期模式图

（一）细胞间期

在此期，细胞主要是合成DNA，使染色质增加一倍，为细胞分裂做好准备。间期又分为DNA合成前期（G_1期）、DNA合成期（S期）和DNA合成后期（G_2期），G_2期后进入分裂期。分裂后的子细胞进入G_1期后有三种前途：①增殖细胞：从G_1又进入S期，保持旺盛的分裂能力。例如骨骼细胞、表皮基底层细胞。②暂不增殖细胞：这类细胞进入休止期（G_0期）。只有需要时，如损伤、手术等，才进入S期继续增殖。如肝细胞等。③不增殖细胞：此种细胞进入G_1期后，失去分裂功能，通过分化成熟，行使细胞功能，直到衰老死亡。如成熟的红细胞、高度分化的神经细胞。

（二）分裂期（M期）

有丝分裂是体细胞增殖的主要形式。细胞一分为二是一个连续的过程，为了方便描述，人为分前、中、后、末四个时期（图2-14）。

1. 前期　染色质螺旋化变短变粗，形成染色体。核膜、核仁消失。中心粒复制成两对，并向两极移动，发出放射状的纺锤丝，形成纺锤体。

2. 中期　染色体高度浓缩。在纺锤丝牵引下，染色体的着丝粒排列于细胞中央的赤道面上。

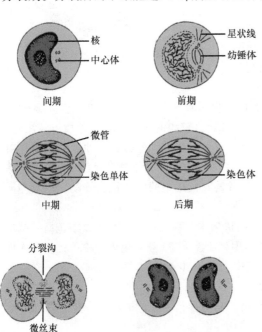

图 2-14　细胞有丝分裂模式图

3. 后期　每条染色体纵裂为两条染色单体，分别向两极移动。全部染色体等分为两群，位于细胞两极。与此同时，细胞拉长，细胞中部缩窄。

4. 末期　染色体螺旋解开，变细变长，恢复到染色质。核膜与核仁重新出现。细胞从中央向内缢缩（陷），最后分裂为两个子细胞。

肿瘤细胞的无限增殖与癌症的表达

研究发现，肿瘤的长大不是由于肿瘤细胞的迅速增殖所形成的。一个原因可能是由于肿瘤细胞处于 G_0 期的细胞少，它比正常组织有较多的细胞参加增殖周期；另外一个原因是由于肿瘤细胞增殖的无极限性。也有研究发现细胞癌基因和抑癌基因编码的蛋

白质对正常细胞的生长、分化是极为重要的。如果癌基因与抑癌基因的表达改变可导致正常细胞的生长失控引起肿瘤的发生，也就是细胞癌基因表达失去控制，而抑癌基因表达受抑制。

链接

考点提示：
简述分裂各
期染色质的
变化特点。

四、细胞的分化

细胞分化是指一种类型的细胞在形态结构、生理功能和生物化学特性等方面稳定地转变为另一种类型细胞的过程。例如，人胚胎干细胞分化为人体各种组织细胞，造血干细胞分化为各种血细胞等。

五、细胞凋亡

1. 细胞凋亡（cell apoptosis）　是细胞在内外环境中各种凋亡信号的精密调控下，按严格程序主动的生理性死亡。早在 20 世纪 60 年代就有人描述过细胞凋亡现象，直到 1972 年 Kerr 等才首先提出细胞凋亡的概念，到 20 世纪 90 年代初随着分子生物学，特别是基因调控理论的发展，细胞凋亡重新受到重视，研究工作有了突破性进展。

2. 细胞凋亡的形态学变化　细胞在凋亡的过程中，有着典型的形态学变化：①细胞核固缩，染色质凝集向核膜边集聚，核碎裂但核膜完整。②凋亡小体（图 2-15）形成，即细胞膜出芽、脱落，形成大小不等的膜包裹小体。③细胞膜和细胞器基本保持正常。④ DNA 以核小体为单位降解，凝胶电泳呈梯状图谱。

考点提示：
解释细胞凋
亡的概念。

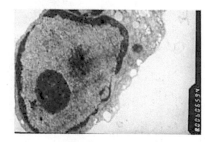

图 2-15　细胞凋亡的电镜图示凋亡小体

小　　结

细胞是人体形态结构、功能及生长发育的基本单位。细胞的基本结构由细胞膜、细胞质和细胞核三部分构成。较为公认的细胞膜结构为液态镶嵌模型学说，细胞膜主要功能有物质转运、信息传递、膜受体、膜的抗原属性功能、细胞识别、细胞防御等功能。细胞质含有不同功能及种类的细胞器，光镜下可见到线粒体、高尔基复合体及中心体，电镜下还可见到溶酶体、内质网、过氧物酶体、核糖体以及细胞骨架。核仁是合成核糖体的场所。染色体或染色质与遗传有关。细胞周期分为间期及分裂

期。分裂期分前、中、后、末四期。细胞分化是生物体发生、生长、发育的普遍现象。细胞凋亡是一种具有严格程序控制的细胞生理性死亡，其主要特征是 DNA 可控性降解、凋亡小体形成。细胞凋亡的调控是一种复杂的信号调控系统。

目 标 检 测

一、A_1 型题

1. 被称为蛋白质合成"加工厂"的细胞器是（   ）
   A. 线粒体　　　　　　B. 高尔基复合体
   C. 溶酶体　　　　　　D. 内质网
   E. 核糖体

2. DNA 复制出现在细胞周期的哪个时期（   ）
   A. 间期　　　　　　　B. 分裂期
   C. 分裂中期　　　　　D. 分开后期

3. 被称为细胞能量转换器的是（   ）
   A. 溶酶体　　　　　　B. 过氧物酶体
   C. 核糖体　　　　　　D. 线粒体

4. 能分解细胞内过氧化氢和过氧化物的是（   ）

   A. 溶酶体　　　　　　B. 线粒体
   C. 核糖体　　　　　　D. 过氧物酶体

5. 细胞内消化器是指（   ）
   A. 溶酶体　　　　　　B. 过氧物酶体
   C. 核糖体　　　　　　D. 线粒体

二、X 型题

   A. 核糖体　　　　　　B. 线粒体
   C. 中心体　　　　　　D. 溶酶体
   E. 高尔基复合体

6. 具有解毒功能的细胞器是（   ）

7. 细胞内合成蛋白质的场所指（   ）

第3章 上皮组织

上皮组织（epithelial tissue）简称上皮（epithe-lium），由大量排列紧密的上皮细胞和少量的细胞间质构成。据功能不同，上皮组织可分为被覆上皮、腺上皮和特殊上皮三种类型。它们具有保护、分泌、吸收和排泄功能。被覆上皮覆盖于体表或衬贴在体腔和管腔器官内表面；腺上皮是构成腺的主要成分；特殊上皮衬贴于体内某些管或腔的内表面，可完成特殊（感觉、生殖等）。

一、被 覆 上 皮

（一）被覆上皮的特点

病例 3-1

患者，男，32岁，某公司公关部经理。自述阴部瘙痒、红肿、排尿困难。检查发现尿道口红肿、溢脓。涂片检查可见革兰阴性双球菌。

初步诊断：淋病。

请思考下列问题：

1. 被覆上皮分哪几类？男性尿道上皮属哪一类？
2. 分布输尿管和膀胱上皮为何种？有何特点？
3. 利用所学知识分析本病特点及传播方式。

被覆上皮（covering epithet-lium）有以下共同特征：①细胞数量多、间质少、排列成层状或膜状，覆盖在人体的外表面或管、腔、囊的内表面。②上皮细胞具有明显的极性，暴露于体表或朝向有腔器官腔面（内表面）的称为游离面，与其相对的另一面称为基底面，基底面借基膜与深层的结缔组织相连。两面在结构和功能上有明显区别。③上皮组织内无血管，其营养通过基膜从深层组织获得。④上皮细胞之间的连接面常形成特化的连接结构。

（二）被覆上皮的结构及类型

根据细胞的形态及层数，可分为下列几种类型（表3-1）。

表 3-1　被覆上皮的分类及分布

上皮类型		主要分布
单层上皮	单层扁平上皮	内皮：心、血管和淋巴管
		间皮：胸膜、腹膜和心包膜
		其他：肺泡和肾小囊、肾小管等
	单层立方上皮	
	单层柱状上皮	胃、肠、胆囊和子宫等
复层上皮	假复层纤毛柱状上皮	呼吸管道
	复层扁平上皮	未角化的：口腔、食管和阴道等
		角化的：皮肤表皮
	复层柱状上皮	眼睑结膜、男性尿道等
	变移上皮	肾盏、肾盂、输尿管和膀胱等

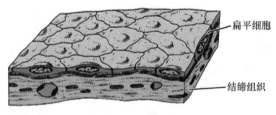

图 3-1　单层扁平上皮

1. 单层扁平上皮（stratifi squamous epithe-lium） 是由一层扁平如鱼鳞状细胞所组成，故又称单层鳞状上皮。从表面观，细胞多边形，边缘为锯齿状或波浪状，相邻细胞相互嵌合；细胞核为椭圆形，位于中央。从垂直切面观，细胞扁薄，胞质少，有核部分较厚（图 3-1）。衬于心、血管、淋巴管内表面的单层扁平上皮称为内皮（endothelium），内皮很薄，表面光滑，可以减少血流阻力；分布于胸膜、腹膜和心包膜等浆膜表面的单层扁平上皮称为间皮（mesothelium），间皮表面光滑，可降低内脏活动时的摩擦力。此外，单层扁平上皮还分布于肺泡壁、肾小囊壁层等处。

内皮细胞的研究进展

肿瘤的生长和转移需要新生血管的支持，内皮细胞（ECS）是构成肿瘤新生血管的主要部分。肿瘤在生长过程中可分泌多种活性因子，激活近及远处血管的内皮细胞，使其活化、参与异常新生血管的形成。因而准确检测外周血中 ECS、特别是活化的 ECS 水平将有助于发现肿瘤新生血管形成，对肿瘤的诊断、治疗及预防具有重要意义。

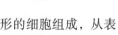

2. 单层立方上皮（simple cuboidal epithe-lium） 由一层近似立方形的细胞组成，从表面上看，细胞呈多角形，从垂直切面观察，细胞近似立方或多边形，核圆，位于细胞中央（图 3-2），主要分布于肾小管等处，具有吸收和分泌功能。

3. 单层柱状上皮（simple columuar epithe-lium） 由一层棱柱状细胞构成，从表面看，细胞呈多角形，从垂直切面看，细胞呈柱状，核椭圆形，靠近细胞的基底部，其长轴与细胞长轴一

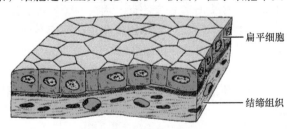

图 3-2　单层立方上皮

致（图 3-3），主要分布于胃、肠、子宫和输卵管等器官的内表面，具有吸收和分泌功能。在柱状上皮之间，常有形如高脚酒杯状的杯状细胞存在，核深染，位于杯底，顶部膨大，充满黏原颗粒。杯状细胞分泌黏液，具有保护和润滑上皮作用。

4. 假复层纤毛柱状上皮（pesudostrathfied ciliadedcolum-unar epithelium） 由柱状细胞、棱形细胞、杯状细胞和锥形细胞组成，四类细胞都附着于基膜，实为一层，但高低不同；从纵切面观察，细胞形态不同，细胞核的位置不在同一水平上，看似复层。柱状细胞数量最多，游离面上有大量纤毛；杯状细胞由于黏原颗粒溶解，故呈空泡状；锥形细胞靠近基膜；棱形细胞夹在上述细胞之间。假复层纤毛柱状上皮（图 3-4）主要分布于呼吸道的内表面，其中柱状细胞的纤毛，能做定向的节律性摆动，杯状细胞分泌的黏液，可粘着灰尘和细菌，溶解有毒气体，对呼吸道具有保护作用。

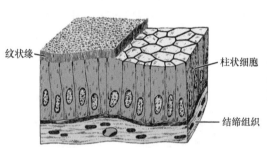

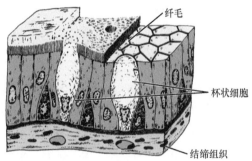

图 3-3　单层柱状上皮　　　　　　图 3-4　假复层纤毛柱状上皮

病例 3-1 提示

　　人类是淋球菌的唯一天然宿主，主要侵犯黏膜，对单层柱状上皮和移行上皮具有较强的亲和力。感染后淋球菌侵入男性前尿道，女性尿道及宫颈等处，黏附在柱状上皮细胞表面，并通过柱状上皮细胞的吞噬作用进入细胞内繁殖，导致细胞溶解破裂。淋球菌内毒素及外膜产生的脂多糖与补体结合产生一种化学毒素，引起局部急性炎症，出现充血、水肿、化脓和疼痛等。淋球菌主要通过性接触传染，间接传染较少见，主要是接触病人的分泌物或被污染的用具。

5. 复层扁平上皮（stratified squamous epi-thelium） 由多层细胞构成，表层细胞呈表皮鳞片状，故称为复层鳞状上皮（图 3-5）。紧靠基膜的是一层基底细胞，呈低柱状或立方形，与基膜垂直，该层细胞具有分裂增殖能力，通过分裂形成新的细胞逐渐向表层推移，以补充表层死亡或损伤脱落的细胞。中间数层为多边形细胞，表层为扁平细胞。复层扁平上皮的基底面，借一层薄的基膜与深层结缔组织相接，连接面凹凸不平，以扩大接触面积。复层扁平上皮耐酸、耐碱、耐摩擦，具有较强的保护作用。受伤后，上皮修复能力

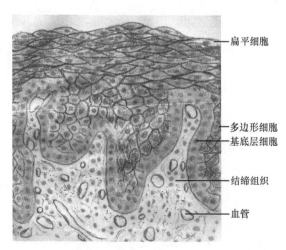

图 3-5　复层扁平上皮

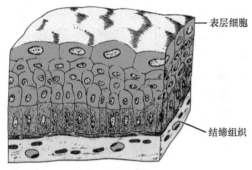

图3-6　变移上皮

考点提示：
被覆上皮分
哪几类？分
类依据是什
么？主要分
布于哪些组
织器官？间
皮和内皮的
概念。

很强。其中分布于皮肤表面的复层扁平上皮，表皮细胞已死亡，胞质内充满角蛋白，形成角质层，称为角化复层扁平上皮（图3-5）；分布于口腔、食管、阴道等处的复层扁平上皮表皮细胞未角化，称为未角化复层扁平上皮。

6.变移上皮（transitional epithelium）又称为移行上皮（图3-6），主要分布于肾盂、输尿管和膀胱等处，其特点是细胞的形态和层数可随器官功能状态的改变而改变。当膀胱空虚时，上皮变厚，细胞层数增加可达6～7层，表层的细胞呈立方形，胞体较大，有时含有两个细胞核，称为盖细胞，胞质浓缩，强嗜酸性，形成壳层，有防止尿液侵蚀的作用。中间几层细胞呈多边形。基底细胞则为低柱状或立方形。当膀胱充盈时，上皮变薄，层次减少，只有2～3层，表层细胞也随之变为扁平。

病例 3-2

患者，男。以多发性皮疹，瘙痒难忍就诊。检查发现皮疹以手足、前臂、小腿等处较多，对称分布，红斑上有针尖到粟粒大小的丘疹、丘疱疹，可见小水痘。

初步诊断：湿疹。

请思考下列问题：

1．复层扁平上皮大致分哪几层细胞？

2．复层扁平上皮分几类？分部部位及功能。

3．该病组织学有何改变？

4．该病日常护理应注意哪些问题？

考点提示：
纤毛、微绒
毛为上皮组
织的何结
构，各有何
特点？上皮
细胞的侧面
连接方式有
几种？各有
何功能？

（三）上皮的特殊结构及功能

上皮细胞具有极性，在上皮细胞的游离面、侧面和基底面常分化出各种与功能相适应的特殊结构。

1．上皮细胞的游离面

（1）纤毛（cilium）：是上皮细胞的细胞膜和细胞质共同向游离面突出形成的突起，直径0.3～0.5μm，光镜下清晰可见。电镜下，可见纤毛中央有两条单独的微管，周围有9组二联微管（图3-7），与纤毛的摆动有关。纤毛可有节律的定向摆动，能将一些分泌物或附着在其表面的灰尘和细菌等向一定方向推送。

（2）微绒毛（microvillus）：是上皮细胞的细胞膜和细胞质共同向游离面伸出形成的微细指状突起。主要分布在小肠上皮等处，在光镜下可见小肠绒毛整齐密集地排列，形成纹状缘（图3-8），在电镜下微绒毛直径0.1μm，胞质中有许多纵行的微丝，具有收缩性，收缩时，微绒毛缩短，微绒毛可加大细胞的表面积，增加细胞的吸收功能。

（3）细胞衣（cell coat）：由细胞膜中的糖蛋白及多糖链构成，具有黏着、识别、交换、支持及保护等功能。

2．上皮细胞的侧面　上皮细胞排列紧密，其侧面常形成一些特化结构称为细胞连接，根据结构和功能，细胞连接分以下四种。

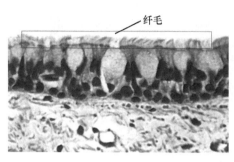

图 3-7 气管上皮纤毛

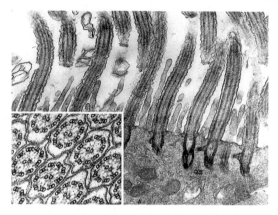

图 3-8 微绒毛（电镜）

（1）紧密连接（tight junction）（闭锁小带）：在上皮细胞靠近顶端处，呈桶箍状环绕细胞。相邻细胞侧面，细胞膜外层间断性融合，细胞间隙消失（图 3-9）。紧密连接除有机械性的连接作用外，还可以阻止病原体侵入深部组织，防止体液丢失。

（2）中间连接（intermediate junction）（黏着小带）：位于紧密连接深面，相邻细胞的细胞间隙内充满丝状物质，连接相邻细胞膜；质膜的胞质内面有薄层致密物质和微丝附着（图 3-9）。中间连接具有黏着和传递收缩力的作用。

（3）桥粒（desmosome）（黏着斑）：呈斑状连接，大小不等，位于中间连接的深面，相邻细胞间隙内有低密度的丝状物，中央形成一条纵行的致密线，胞质面有由致密结缔组织构成的附着板，角蛋白丝附着于该板，并反折成袢状返回胞质（图 3-9），桥粒具有加强连接的作用。

（4）缝隙连接（gap junction）（通讯连接）：相邻细胞质膜间有直径约 2nm 小管通连（图 3-9）相邻细胞借此进行小分子物质交换，传递生物电和离子信息。

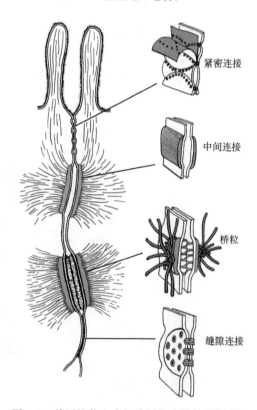

图 3-9 单层柱状上皮细胞间的连接超微模式图

3. 上皮细胞的基底面

（1）基膜（basent membrane）：是上皮细胞的基底面与深层的结缔组织之间形成的一层薄膜。HE 染色的切片上呈红色的波浪线，其化学成分主要是糖蛋白。电镜下可见基膜是由两层结构构成，靠近上皮细胞的一层称基板（basal lamina），由上皮细胞分泌形成，靠近深层组织的一层，由网状纤维和基质组成，称为网板（reticular lami-na）（图 3-10）。基膜具有固定、连接和支持功能，并具有选择性通透作用，有利于上皮细胞的新陈代谢。此外，基膜还能影响上皮细胞的增殖和分化。

（2）质膜内褶（plasma membrane infol-ding）：是上皮细胞基底面的细胞膜向细胞内凹陷形成的结构，内褶间的胞质内有大量纵行排列的线粒体（图 3-10），为主动转运提供能量。

病例 3-2 提示

　　湿疹根据发病过程中皮损表现不同，分为急性、亚急性和慢性三种类型。急性湿疹的损害多形性，初期为红斑，自觉灼热、瘙痒。继之在红斑上出现散在或密集的丘疹或小疱，搔抓或摩擦之后，搔破而形成糜烂、渗液面。日久或治疗后急性炎症减轻、皮损干燥、结痂、脱屑，而进入亚急性期。慢性湿疹是由急性、亚急性反复发作不愈演变而来，或是开始时就呈现慢性炎症，常以局限于某一相同部位经久不愈为特点，表现为皮肤逐渐增厚，皮纹加深、浸润，色素沉着等。主要自觉症状是剧烈瘙痒。湿疹日常护理：一是要注意调整饮食，忌食刺激、易致敏的物品，如酒类、海鲜、贝类食物，以清淡饮食为好；二是尽量减少外界不良刺激，如手抓、外用肥皂、热水烫洗等；三是衣着应较宽松、轻软，避穿毛制品或尼龙织品。

质膜内褶可扩大细胞基底面的表面积，有利于物质交换。

　　（3）半桥粒（hemidesmosome）：是上皮细胞基底面形成的桥粒的一半结构（图 3-10）。主要作用是加强上皮细胞与基膜的连接。

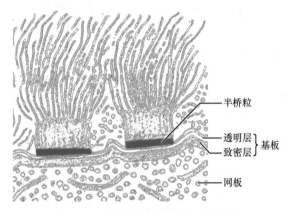

图 3-10　半桥粒和基膜结构模式图

二、腺上皮和腺

　　细胞从血液中摄取小分子物质，经过生物合成，形成大分子的、能行使某种特定功能的物质并排出细胞外的过程称为分泌。以分泌功能为主的上皮称为腺上皮（glandular epitheli-um），以腺上皮为主要结构的器官称为腺（gland）。

（一）内分泌腺

　　内分泌腺（endocrine gland）又称为无管腺，腺细胞排列呈团块状或条索状，内含丰富的毛细血管。其分泌物不经导管排出，直接释放入血液或淋巴，如甲状腺、肾上腺等。

（二）外分泌腺

　　外分泌腺（exocrine gland）又称为有管腺，分泌物经过导管输送到体表或管腔内表面，如汗腺、唾液腺、肝脏、胰腺等。

　　1. 分泌部　又称腺泡，由单层腺细胞围成，中央为腺泡腔和导管相通。根据腺泡的分泌物不同，将腺泡分为三种：

　　（1）浆液性腺泡（serous gland）：腺细胞椎体形，细胞质顶部嗜酸，含有大量酶原颗粒。

分布在消化腺内，分泌消化液。

（2）黏液性腺泡（mucous gland）：腺细胞锥形，胞质嗜碱，含粗大的黏原颗粒，分泌黏液。

（3）混合性腺泡（mixed acinus）：黏液性腺细胞围成腺泡腔、浆液性腺细胞形成新月状结构称浆半月，位于腺泡的一侧（图 3-11）。

2. 导管（duct） 与腺泡直接相连，由单层或复层上皮构成，其功能主要是排出分泌物。有的导管上皮还有分泌或吸收功能。

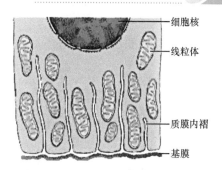

图 3-11 上皮细胞基底面质膜内褶结构模式图

小 结

被覆上皮的分类、各类上皮结构特点及分布功能，上皮细胞的特殊结构及功能（表 3-2），腺上皮构成内分泌腺和外分泌腺，内分泌腺少但对人体生长发育至关重要。外分泌腺主要分泌消化液（对食物起化学性消化）和汗液（调节体温和酸碱平衡）。上皮细胞恶性增生，形成的肿块称癌。

表 3-2 上皮的特殊结构及功能

面	结构	功能
游离面	微绒毛	扩大表面积
	纤毛	清除异物、保护
侧面	细胞衣	黏着、识别、交换、支持
	紧密连接	屏障作用
	中间链接	黏着、传递收缩力
	桥粒	连接、固定、支持
基底面	缝隙连接	传递生物电和离子信息
	基膜	物质交换、支持、连接扩大表面积、增强水和电解质的转运
	质膜内褶	
	半桥粒	将上皮细胞固着在基膜上

目 标 检 测

一、A₁ 型题

1. 假复层纤毛柱状上皮属于（   ）

　A. 腺上皮　　　　　　B. 感觉上皮

　C. 复层上皮　　　　　D. 单层上皮

2. 变移上皮属于（   ）

　A. 腺上皮　　　　　　B. 内皮

　C. 复层上皮　　　　　D. 单层上皮

3. 复层扁平上皮分布于（   ）

　A. 胃　　　　　　　　B. 食管

　C. 小肠　　　　　　　D. 血管

4. 气管黏膜的上皮是（   ）

　A. 假复层纤毛柱状上皮

　B. 单层柱状上皮

　C. 变移上皮

　D. 单层扁平上皮

5. 胸膜表面的上皮属于（   ）

　A. 单层扁平上皮　　　B. 单层立方上皮

　C. 单层柱状上皮　　　D. 复层扁平上皮

6. 膀胱的黏膜上皮是（   ）
　　A. 复层扁平上皮　　　　B. 单层柱状上皮
　　C. 变移上皮　　　　　　D. 单层扁平上皮

7. 单层柱状上皮分布于（   ）
　　A. 食管　　　　　　　　B. 胃肠
　　C. 气管　　　　　　　　D. 膀胱

8. 上皮细胞的表面有（   ）
　　A. 紧密连接　　　　　　B. 微绒毛
　　C. 中间连接　　　　　　D. 缝管连接

9. 上皮细胞基底面的特殊结构有（   ）
　　A. 微绒毛　　　　　　　B. 绒毛
　　C. 纤毛　　　　　　　　D. 基膜

10. 变移上皮分布于（   ）
　　A. 胃　　　　　　　　　B. 结肠
　　C. 肾盂　　　　　　　　D. 气管

二、B₁ 型题
　　A. 胃、小肠内表面　　　B. 呼吸管道
　　C. 男性尿道　　　　　　D. 皮肤表面
　　E. 膀胱内表面

11. 由单层柱状上皮构成的是（   ）

12. 复层柱状上皮分布于（   ）

13. 含有变移上皮的是（   ）

14. 由假复层纤毛柱状上皮构成的是（   ）

第4章 结缔组织

📖 学习目标

1. 结缔组织的特点、分类、功能与分布。
2. 疏松结缔组织各种成分的结构和功能。
3. 基质的化学成分、特性与功能。
4. 致密结缔组织和脂肪组织结构特点和功能。

结缔组织由细胞和细胞外基质（又称细胞间质）构成。细胞外基质包括无定形基质、细丝状的纤维和不断循环更新的组织液，具有重要功能意义。细胞散居于细胞间质内，数量少，种类多，分布无极性；广义的结缔组织，包括液态的血液、淋巴、柔软的固有结缔组织和坚硬的软骨组织、骨组织（图4-1）。一般所说的结缔组织指固有结缔组织。结缔组织在人体内分布广泛、形式多样，具有连接、支持、填充、营养、保护、修复和防御等功能。

$$结缔组织 \begin{cases} 固有结缔组织 \begin{cases} 疏松结缔组织 \\ 致密结缔组织 \\ 脂肪组织 \\ 网状组织 \end{cases} \\ 软骨组织 \\ 骨组织 \\ 血液 \end{cases}$$

图4-1 结缔组织分类

考点提示：
结缔组织的
分类。

结缔组织由胚胎时期的间充质演化而成。间充质是胚胎时期一种松散的中胚层组织，由间充质细胞和大量无定形基质构成。间充质细胞呈星状，细胞间以突起相互连接成网，细胞核大，卵圆形，核仁明显，胞质弱嗜碱性（图4-2）。间充质细胞分化程度低，具有很强的分裂分化能力，在胚胎发生过程中可分化成各种结缔组织细胞、内皮细胞和平滑肌细胞等。成年后结缔组织内仍保留少量未分化的间充质细胞。间充质的基质为均质状物质，主要成分为蛋白多糖。

固有结缔组织按其结构和功能的不同分为疏松结缔组织、致密结缔组织、脂肪组织和网状组织。

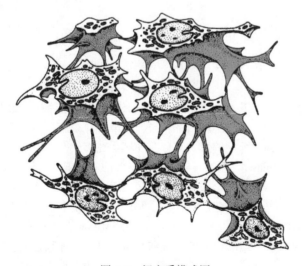

图4-2 间充质模式图

间充质干细胞

间充质干细胞是广泛存在于人体的间充质组织中，具有自我复制能力和多项分化潜能的一种成体干细胞。目前，已经从成人的多种间充质组织中分离到间充质干细胞，这些细胞具有多向分化潜能，在不同诱导条件下可以扩增并且可以分化为骨、软骨、骨髓基质、肌腱、韧带、脂肪等多种结缔组织细胞，以及骨骼肌细胞、神经细胞和神经胶质细胞等。不论是自体的还是同种异源的间充质干细胞，一般都不会引起宿主的免疫反应。间充质干细胞可以作为组织工程的种子细胞，用于组织构建、治疗一些机体无法自然修复的组织细胞损伤。随着组织工程移植医学的兴起，间充质干细胞特有的生物学特性、来源的多样化以及伦理的合法化，已成为干细胞研究领域的热点。

一、疏松结缔组织

疏松结缔组织（loose connective tissue）又称蜂窝组织（areolar tissue），临床上所说的蜂窝织炎，就是指疏松结缔组织的炎症。其特点是细胞种类较多，基质较多，纤维较少，排列稀疏（图4-3）。疏松结缔组织在体内分布极为广泛，常见于器官之间（如皮肤与肌肉之间）、组织之间（如上皮组织与肌组织之间）（如心肌细胞之间）及器官内部，具有连接、营养、防御、保护和创伤修复等功能。

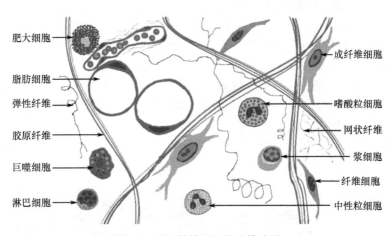

图 4-3　疏松结缔组织铺片模式图

（一）细胞

疏松结缔组织的细胞种类多，包括成纤维细胞、巨噬细胞、浆细胞、肥大细胞、脂肪细胞、未分化的间充质细胞。此外，血液中的白细胞，如嗜酸性粒细胞、淋巴细胞等在炎症反应时也可游走到结缔组织内。各类细胞的数量与分布随其所在部位及功能状况的不同而有差异。

1. 成纤维细胞（fibroblast）　是结缔组织中最主要的一种细胞成分，常附在胶原纤维上。成纤维细胞形态不规则，体积较大，细胞扁平，多突起，呈星状；胞质较丰富呈弱嗜碱性；胞核较大，扁卵圆形，染色质疏松着色浅，核仁明显。在电镜下，胞质内有丰富的粗面内质网、游离核糖体和发达的高尔基复合体（图4-4），该细胞具有合成和分泌蛋白质的结构特点。成纤维细胞的功能是合成疏松结缔组织的纤维和基质。成纤维细胞处于功能静止状态时，称为纤维细胞（fi-broctye）。细胞变小，呈长梭形；胞核小，着色明显；核仁不明显，胞质内粗面内质网少、高尔基复合体不发达。在一定条件下，如手术及创伤，纤维细胞又能再转变为功能旺盛的成纤维细胞，加速胶原纤维与基质的合成，参与组织修复，促进伤口愈合。

2. 巨噬细胞（macrophage） 广泛存在于体内的一种具有强大吞噬功能的免疫细胞，由血液中的单核细胞穿出血管壁后分化而成，其形态随细胞的功能状态而异。在疏松结缔组织内固定的巨噬细胞又称为组织细胞。细胞多呈梭形或星形，功能活跃者，细胞表面有长短不一的伪足，胞核较小，卵圆形或肾形，着色深，

考点提示：结缔组织与疏松结缔组织的区别。

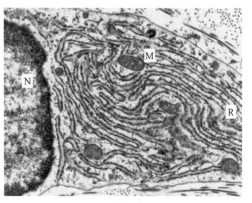

图 4-4 成纤维细胞模式图

病例 4-1

　　患儿，女，1 岁 4 个月。因右侧颌下肿块、发热 5 天住院。入院前半月曾患感冒。发现肿块后，静脉用药治疗 3 天，外用膏药贴敷，效果差，肿块进行性增大。入院时患儿神志清，精神差，嗜睡，体温 37.7℃。脉搏 130 次／分。于右颌下触及一 5cm×4cm×3cm 肿块，质硬，张力大，外周血 RBC4.6×10^{12}/L，WBC16.8×10^9/L。B 超检查示肿块内无液性暗区。

初步诊断：急性口底蜂窝织炎。

请思考下列问题：

1. 疏松结缔组织有哪些细胞及纤维组成？有什么特点？

2. 蜂窝织炎有何特性？

3. 蜂窝织炎病人护理应注意哪些事项？

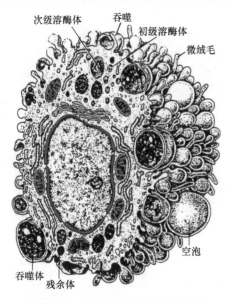

图 4-5 巨噬细胞超微结构模式图

核仁不明显，胞质丰富，多呈嗜酸性。电镜下胞质内含大量溶酶体、吞噬体、吞饮小泡、微丝、微管等结构（图 4-5）。

巨噬细胞有重要的防御功能，它具有趋化性定向运动、吞噬和清除异物及衰老伤亡的细胞、分泌多种生物活性物质、参与和调节人体免疫应答等功能。

（1）趋化性变形运动：当机体某些部位发生炎性病变时，病变组织及病菌产生的一些化学物质（趋化因子），能刺激巨噬细胞以变形运动方式向浓度高的部位进行定向移动，聚集到产生和释放这些化学物质的病变部位，这种现象称为巨噬细胞的趋化性。

（2）吞噬作用：巨噬细胞具有强大的吞噬能力，包括非特异性吞噬作用和特异性吞噬作用。巨噬细胞经趋化性变形运动抵达病变部位时，即伸出伪足并黏附和包裹细菌、异物、衰老伤亡的细胞等，进而摄入胞质内形成吞噬体或吞饮小泡，吞噬体、吞饮小泡与初级溶酶体融合，形成次级溶酶体，异物颗粒被溶酶

体消化分解。所以巨噬细胞能防御和清洁内环境，在机体防御疾病中发挥重要作用。

（3）参与、调节免疫应答作用：巨噬细胞是一种抗原呈递细胞，能捕捉、加工处理和呈递抗原。被巨噬细胞捕捉的抗原经加工处理后，形成复合物储存在巨噬细胞表面、并呈递给淋巴细胞，启动淋巴细胞发生免疫应答。而且巨噬细胞本身也是免疫效应细胞，活化的巨噬细胞能杀伤病原体和肿瘤细胞。此外，巨噬细胞分泌的某些生物活性物质如白细胞介素 -1、干扰素等也参与调节免疫应答。

（4）合成和分泌作用：巨噬细胞有活跃的分泌功能，能合成和分泌数十种生物活性物质，如溶菌酶、干扰素、补体等，参与机体的防御功能；还能分泌血管生成因子、造血细胞集落刺激因子、血小板活化因子等激活和调节有关细胞功能活动的多种物质。

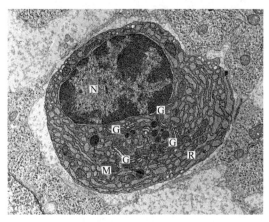

图 4-6　浆细胞模式图

3. 浆细胞（plasma cell）　细胞圆形或卵圆形，核圆形，多偏居细胞一侧，染色质成粗块状沿核膜内面呈车轮状排列是其光镜下突出的特点。胞质丰富，嗜碱性，核旁有一浅染区（图 4-6）。电镜下，胞质内含有大量平行排列的粗面内质网、游离的核糖体和发达的高尔基复合体。浆细胞在疏松结缔组织内分布少，在病原微生物或异体蛋白易于入侵的部位，如消化道、呼吸道的固有层结缔组织内及某些慢性炎症病灶处较多。

浆细胞具有合成及分泌免疫球蛋白—抗体的功能，参与机体体液免疫。浆细胞来源于 B 淋巴细胞，在抗原的反复刺激下，B 淋巴细胞增殖、分化，转变为浆细胞。浆细胞的功能是合成分泌性免疫球蛋白（immunoglobulin，Ig），即抗体（antibody）。抗体能特异性地与抗原结合，形成抗原抗体复合体。

4. 肥大细胞（mast cell）　肥大细胞常沿小血管周围成群分布，在机体与外界接触的部位，如皮肤、消化道和呼吸道的结缔组织中多见。体积较大，呈圆形或卵圆形，胞核小而圆，多位于中央。胞质丰富，充满粗大的异染性颗粒，颗粒易溶于水，在 HE 染色切片上，不易看到。电镜下，细胞内除含粗面内质网、高尔基复合体、微丝、微管等细胞器外，还含有大量圆形或卵圆形的膜包颗粒（异染性颗粒）（图 4-7）。

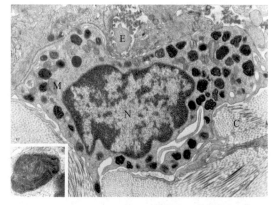

图 4-7　肥大细胞模式图

胃肠道黏膜中的浆细胞

　　浆细胞大多见于消化管和呼吸道固有层的结缔组织内，具有合成、储存抗体即免疫球蛋白的功能，参与体液免疫反应，故又称抗体产生细胞。免疫球蛋白主要在粗面内质网池内形成，用免疫荧光技术已证实，机体注射一种抗原后，相应的抗体首先在浆细胞的胞质中出现。一个成熟浆细胞只能分泌一种抗体。胃肠道黏膜中的浆细胞分泌特异抗体，发挥体液免疫反应。小肠黏膜含浆细胞最多，胃和结肠次之，食管最少。小肠黏膜中合成 IgA 的浆细胞最多，合成 IgG 的浆细胞最少。结肠黏膜中抗体产生细胞分布与小肠相似，但合成 IgM 和 IgG 的浆细胞数增加。这些浆细胞合成的抗体在黏膜局部免疫中，起着极其重要的作用。

病例 4-1 提示

蜂窝织炎指在疏松结缔组织中发生的弥漫性化脓性炎症。常发生在皮下、筋膜下、肌间隙和阑尾。蜂窝织炎发病主要是由于皮肤和软组织损伤后感染溶血性链球菌、金黄色葡萄球菌等致病菌所致，也可由化脓性感染灶直接蔓延或经淋巴、血行播散引起。主要临床表现：浅表感染患处明显红肿、剧痛；深部感染患处红肿不明显，常只有局部水肿和深部压痛，有高热、寒战、头痛、全身无力、白细胞计数增多。护理应注意控制感染、理疗、中药外敷及多处切开后引流。

肥大细胞与变态反应有密切关系。肥大细胞合成和分泌多种活性介质，包括组胺、白三烯和肝素等。组胺、白三烯能使细支气管平滑肌收缩，微静脉及毛细血管扩张、通透性增加。肝素则有抗凝血作用。组胺和肝素等合成后储存于颗粒内并能迅速释放。白三烯则不在颗粒内储存，其释放较组胺等迟缓。

肥大细胞脱颗粒、释放介质是一种特异性反应。机体受过敏原（如花粉、某些药物等）的刺激后，浆细胞产生抗体 IgE，肥大细胞膜表面有 IgE 受体，当 IgE 与肥大细胞的 IgE 受体结合后，机体对该过敏原呈致敏状态。当机体再次接触相同的过敏原时，少量的过敏原便可与肥大细胞上的 IgE 结合，启动肥大细胞脱颗粒，释放介质，引起过敏反应，如在皮肤引起荨麻疹，在呼吸道引起支气管哮喘等（图 4-8）。

5. 脂肪细胞（fat cell） 单个或成群存在。细胞体积大，常呈圆球形，胞质被大脂滴推挤到细胞周缘，包绕脂滴，核被挤压成扁圆形，位于

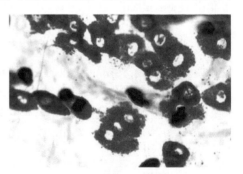

图 4-8 肥大细胞脱颗粒模式图

细胞一侧。在 HE 染色切片中，脂滴被溶解，细胞呈空泡状。脂肪细胞多沿血管单个或成群分布。脂肪细胞有合成和储存脂肪、参与脂质代谢的功能。

病例 4-2

患者，男，18 岁。患者在 2000 年 3 月患感冒，发热、咳喘后，时常出现哮喘。经多次治疗，总是时好时犯，于 2004 年 6 月 20 日症状又发，较往次加重，哮喘、咳嗽、痰中带血，X 线摄片见右肺近心缘处有片状模糊阴影。白细胞总数 $9×10^9/L$，中性粒细胞

48%，淋巴细胞 37%，嗜酸粒细胞 13%。

　　诊断：过敏性哮喘，肺炎。

　　请思考下列问题：

　　1．过敏性哮喘与哪些细胞有关？

　　2．为什么过敏性哮喘会反复发作？

　　3．过敏性哮喘会引发肺炎么？

肥　胖

　　肥胖症是一组常见的、古老的代谢症候群，当人体进食热量多于消耗热量时多余热量以脂肪形式储存于体内，其量超过正常生理需要且达一定值时，演变为肥胖症。当今社会的快速发展，人们的生活水平提高，休闲时间较少，出现相对"营养过剩"问题，肥胖者越来越多。正常成年男性脂肪组织重量占体重的 15%～18%，女性占 20%～25%。脂肪增加使体重超过标准体重 20% 或体重指数大于 24 者称为肥胖症。无明显病因者称为单纯性肥胖，具有明确病因者称为继发性肥胖症。肥胖可致生化、病理、神经体液调节的一系列变化，主要表现在：人体的工作能力降低、心脏负担加重、寿命缩短。大量的流行病学调查表明：肥胖与冠心病、动脉粥样硬化、高血压、糖尿病及某些肿瘤（如乳腺癌，子宫内膜癌等严重危害人类健康的疾病）发生有关。因此，肥胖症的防治有着十分重要的临床意义。

　　6．未分化的间充质细胞　是保留在成人体内结缔组织中的一些分化程度较低、保持着分化潜能的细胞，在炎症与创伤时可增殖分化为成纤维细胞、脂肪细胞、间充质细胞，常分布于毛细血管周围，并能分化为血管壁的平滑肌纤维和内皮细胞。

病例 4-2 提示

　　过敏性哮喘是由肥大细胞、嗜酸性粒细胞和 T 淋巴细胞等多种细胞参与的慢性气道炎症，典型症状为发作性喘息、咳嗽和哮鸣。IgE 介导的肥大细胞被激活所致的 I 型超敏反应是发病的重要因素，当机体受到致敏原刺激时就会发作，故过敏性哮喘一般具有反复发作性病史。哮喘的主要病理组织学改变主要表现为气道炎症和上皮损伤。儿童期呼吸道感染与哮喘发生有密切关系。

考点提示：
疏松结缔组织中的细胞点及主要功能。

　　7．白细胞　血液内的白细胞，受趋化因子的吸引，常穿出毛细血管和微静脉，游走到疏松结缔组织内，参与免疫应答和炎症反应。疏松结缔组织内以嗜酸性粒细胞、淋巴细胞、中性粒细胞多见。游走出的单核细胞则分化为巨噬细胞。

　　（二）细胞外基质

　　1．纤维　纤维有胶原纤维、弹性纤维和网状纤维 3 种。

　　（1）胶原纤维（collagenous fiber）：数量最多，新鲜时呈乳白色，有光泽，故又名白纤维。HE 染色切片中呈嗜酸性、淡红色，纤维粗细不等，直径 1～12μm，波浪形，互相交织分布（图 4-9）。胶原纤维主要由成纤维细胞分泌合成，胶原纤维的韧性大，抗拉力强，弹性较差，是结缔组织具有支持作用的物质基础。

建	成	巨	大	白	浆	房
间充质细胞	成纤维细胞	吞噬细胞	肥大细胞	白细胞	浆细胞	脂肪细胞

图 4-9　胶原纤维模式图

考点提示：
疏松结缔组织中的纤维种类及主要功能。

（2）弹性纤维（elastic）：又名黄纤维，在新鲜状态下呈黄色。在 HE 标本中，着色轻淡，不易与胶原纤维区分。但用特殊染色（醛复红或地衣红）能将弹性纤维染成蓝紫色或棕褐色。弹性纤维较细，分支交织成网。弹性纤维弹性较好而韧性差，与胶原纤维交织在一起，使疏松结缔组织既有弹性又有韧性，有利于器官的组织保持形态位置的相对恒定，又具有一定的可变性。

疏松结缔组织中主要有七种细胞：

（3）网状纤维（reticular fiber）短细，分支多，相互交织成网。在 HE 染色切片中不着色，不能分辨。用银染法染色时网状纤维呈黑色，故又称嗜银纤维。在造血器官和内分泌腺，有较多的网状纤维，构成它们的支架。

2. 基质　基质是一种由生物大分子构成的胶状物质，具有一定黏性，充满于纤维、细胞之间，在疏松结缔组织中分布较多。基质的主要化学成分为蛋白多糖和纤维粘连蛋白。

（1）蛋白多糖：是由蛋白质与大量多糖结合成的大分子复合物，是基质的主要成分。其中多糖主要是透明质酸、硫酸软骨素 A 和 C、硫酸角质素及肝素等，其中以透明质酸含量最多。

蛋白多糖复合物的立体构型形成有许多微孔隙的分子筛，小于孔隙的水和溶于水的营养物、代谢产物、激素、气体分子等可以通过，便于血液与细胞之间进行物质交换。大于孔隙的大分子物质，如细菌等不能通过，使基质成为限制细菌扩散的防御屏障（图 4-10）。溶血性链球菌和癌细胞等能产生透明质酸酶，分解透明质酸，破坏基质的分子筛结构，使基质失去防御屏障功能，致使感染和肿瘤浸润扩散。

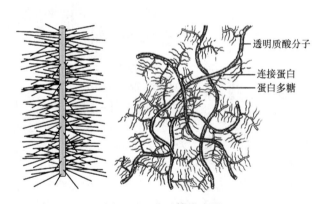

图 4-10　分子筛模式图

（2）纤维粘连蛋白：是基质中一种重要的糖蛋白，存在于胶原纤维和许多结缔组织细胞周围。在电镜下，纤维粘连蛋白呈原纤维状，由两条多肽链组成，两条肽链的一端由若干二硫键连接。每一肽链上均有若干特定的功能区，能分别与细胞、胶原、肝素和纤维素等结合。于是，纤维粘连蛋白作为一种中介蛋白，能将细胞连接到胶原、肝素等细胞外基质上。

组织液（tissue fluid）是从毛细血管动脉端渗入基质内的液体，经毛细血管静脉端和毛细淋巴管回流入血液或淋巴，组织液不断更新有利于血液与细胞进行物质交换，成为组织和细胞赖以生存的内环境。当组织液的渗出、回流或机体水盐、蛋白质代谢发生障碍时，基质中的组织液含量可增多或减少，导致组织水肿或脱水。

二、致密结缔组织

致密结缔组织（dense connective tissue）组成与疏松结缔组织基本相同，两者的主要区别是，致密结缔组织中的纤维成分特别多，而且排列紧密，细胞和基质成分很少。根据纤维的性质和排列方式，可区分为以下几种类型。

（一）规则的致密结缔组织

主要构成肌腱和韧带。大量密集的胶原纤维顺着受力的方向平行排列成束，基质和细胞很少，位于纤维之间。细胞成分主要是腱细胞（图 4-11）。

（二）不规则的致密结缔组织

分布于真皮、硬脑膜、巩膜及许多器官的被膜等处，特点是方向不一的粗大的胶原纤维彼此交织成致密的板层结构，纤维之间含少量基质和成纤维细胞（图 4-12）。

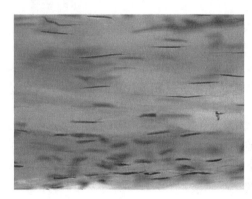
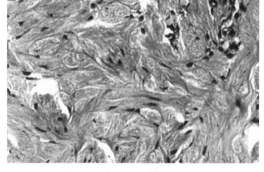

图 4-11　规则的致密结缔组织（肌腱）模式图　　图 4-12　不规则的致密结缔组织（真皮）模式图

三、脂 肪 组 织

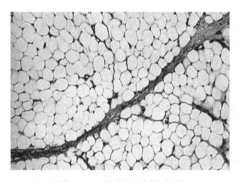

图 4-13　脂肪组织模式图

脂肪组织（adipose tissue）主要由大量脂肪细胞构成，疏松结缔组织将成群的脂肪细胞分隔成脂肪小叶（图 4-13），主要作用是为机体活动储备和提供能量。根据脂肪细胞结构和功能不同分为两类。

（一）黄色脂肪组织

呈黄色或白色，即通常所说的脂肪组织。由大量的单泡脂肪细胞集聚而成，细胞中央有一大脂滴，胞质和核呈薄层，位于细胞的周缘部。光镜下，HE 染色切片显示脂滴被溶解成一大空泡，胞核扁圆形，被推挤到细胞另一侧，连同部分胞质呈新月形。黄色脂肪组织主要分布在皮下、网膜和系膜等处，占体重的 15%～20%（男性），20%～25%（女性），是体内最大的储能库，并具有产生热量、维持体温、缓冲保护和支持填充作用。

（二）棕色脂肪组织

呈棕色，其结构特点是组织中有丰富的毛细血管，脂肪细胞内散在许多小脂滴，线粒体大而丰富，核圆形，位于中央。棕色脂肪组织在新生儿和冬眠动物较多，成人极少。其主要功能是，在寒冷的刺激下，棕色脂肪细胞的脂类分解、氧化，散发大量的热能，维持体温，受交感神经调节。

四、网状组织

网状组织（reticulrar tissue）主要由网状组织细胞、网状纤维和基质构成（图4-14）。网状细胞是有突起的星状细胞，相邻细胞的突起相互连接成网。网状纤维沿网状细胞分布，共同构成网架。网状组织是造血器官、淋巴器官、淋巴组织的结构基础，为淋巴细胞发育和血细胞发生提供适宜的微环境。

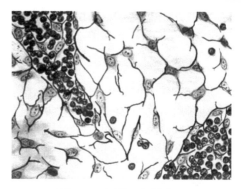

图 4-14　网状组织模式图

减 肥

对绝大多数肥胖者而言，运动减肥是最经济、最有效、副作用最少、最有益于健康的方法。锻炼应选择中等强度的运动，运动中应将心律维持在最高心率的60%～70%。（最高心率＝220－年龄）强度过大时能量消耗以糖为主，肌肉氧化脂肪的能力较低；而负荷过小，集体热能消耗不足，也达不到减肥的目的。另外，锻炼的时间要足够长，一般每次锻炼不应少于30分钟。在中等强度运动时，开始阶段机体并不立即动用脂肪功能。因为脂肪从脂库中释放出来并运送到肌肉需要时间至少20分钟。运动的方式可根据自己的条件、爱好、兴趣而定，如走路、慢跑、迪斯科、交谊舞、游泳等都是适宜的方式。由于脂肪的储备和动用是一种动态平衡，因此，减肥运动贵在坚持，不可能一劳永逸，应每日进行，不要间断，应坚持以有氧运动为主。

小　结

结缔组织由细胞和大量细胞间质构成。细胞间质包括均质状的基质、细丝状的纤维以及不断更新的组织液。其特点包括细胞数量少、种类多，散在地分布于细胞间质内，分布无极性；固有结缔组织包括：疏松结缔组织、致密结缔组织、脂肪组织、网状组织。疏松结缔组织中含有的细胞和功能包括：成纤维细胞，合成纤维和基质；巨噬细胞，趋化定向运动、吞噬作用、分泌作用、参与和调节免疫应答；脂肪细胞，合成、储存脂肪参与脂质代谢；浆细胞，合成与分泌抗体（免疫球蛋白）和多种细胞因子，参与体液免疫；肥大细胞，参与过敏反应等多种生理功能；未分化的间充质细胞和白细胞。疏松结缔组织中含有3种纤维：胶原纤维、弹性纤维、网状纤维。基质的分子筛结构具有防御屏障功能。

目 标 检 测

一、A_1 型题

1. 胶原纤维、弹性纤维和网状纤维是结缔组织中的（　　）

　　A. 基质成分　　　　B. 细胞间质成分

　　C. 胞质成分　　　　D. 间充质成分

2. 疏松结缔组织中具有丰富的粗面内质网和发达高尔基复合体的细胞是（　　）

　　A. 巨噬细胞　　　　B. 肥大细胞

C. 成纤维细胞　　　　D. 脂肪细胞

3. 具有异染性颗粒的细胞是（　　）

A. 肥大细胞　　　　B. 单核细胞

C. 成纤维细胞　　　　D. 淋巴细胞

4. 关于疏松结缔组织的特征下列哪项错误（　　）

A. 细胞分布于间质中，无极性

B. 基质不形成分子筛

C. 细胞间质中含有纤维

D. 来源于胚胎时期的间充质

5. 致密结缔组织不见于（　　）

A. 肌腱　　　　　　B. 血管外膜

C. 巩膜　　　　　　D. 韧带

6. 关于成纤维细胞的形态结构，下列哪项错误（　　）

A. 细胞较大，扁平形，有长突起

B. 胞质色浅，弱嗜碱性

C. 核卵圆形，常见核仁

D. 含丰富的溶酶体和微体

7. 关于胶原纤维，下列哪项错误（　　）

A. 电镜下可见明暗相间的周期性横纹

B. 新鲜时呈黄色，故又称黄纤维

C. 呈波浪状，常有分支和相互交织

D. 韧性大，抗拉力强

二、B_1 型题

A. 胶原纤维　　　　B. 网状纤维

C. 基质　　　　　　D. 巨噬细胞

E. 肥大细胞

8. 韧性较强，使结缔组织具有支持作用物质基础的是（　　）

9. 与变态反应有密切关系，能合成和分泌多种活性介质是（　　）

第 5 章　软骨组织和骨

📖 **学习目标**
1. 三种软骨组织的异同。
2. 长骨的基本结构。
3. 骨单位。

一、软 骨 组 织

考点提示：
解释软骨的种类、结构特点及分布。

软骨（cartilage）由软骨组织及其周围的软骨膜构成。软骨是固态的结缔组织，略有弹性，能承受压力和耐摩擦，有一定的支持和保护作用。软骨组织由软骨细胞、基质及纤维构成。根据软骨组织所含纤维的不同，可将软骨分为透明软骨、纤维软骨和弹性软骨三种。

（一）透明软骨

透明软骨分布较广，关节软骨、肋软骨及呼吸道的一些软骨均属这种软骨。新鲜时呈半透明状，较脆，易折断。透明软骨间质中的纤维为胶原原纤维，含量较少，基质较丰富（图 5-1）。

（二）纤维软骨

纤维软骨分布于椎间盘、关节盘及耻骨联合等处。结构特点是有大量呈平行或交错排列的胶原纤维束，软骨细胞较小而少，常成行分布于纤维束之间。HE 染色切片中，胶原纤维染成红色，纤维束间的基质很少，呈弱嗜碱性。纤维软骨韧性较好（图 5-2）。

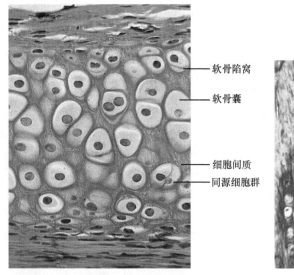

图 5-1　透明软骨

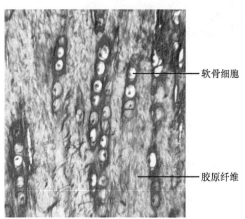

图 5-2　纤维软骨

（三）弹性软骨

弹性软骨分布于耳郭及会厌等处。结构特点是间质中有大量交织分布的弹性纤维，软骨中部的纤维更为密集。弹性软骨具有较强的弹性（图5-3）。

功勋卓著的软骨

日常生活中，"软骨"是一个不屑一顾的贬义词，而在人体中，软骨却起着举足轻重的作用。

胎儿早期的躯干和四肢支架主要为软骨。至成人，软骨仅分布于关节面、椎间盘、某些骨连结部位、呼吸道及耳郭等处。

鼻是呼吸道的门户，鼻翼软骨不仅赋予外鼻以美的外形，而且对保持呼吸道的通畅具有重要作用。会厌由弹性软骨作为支架，位于喉入口的前方，被称为人体的"自动扳道工"。气管软骨支架是呼吸道结构的重要组成部分，对保证气流通畅，排出尘埃和异物都具有重要作用。

以弹性软骨为主构成的耳郭，位于头部的两侧，它百折不断，具有收集声波的功能。由透明软骨构成的肋软骨柔韧而富有弹性，有利于胸廓的收缩和扩张。

关节软骨由透明软骨构成，表面光滑，厚2～7mm，具有弹性，能承受负荷和吸收震荡。故有利于关节的运动。

请同学们查阅并思考：如何更好地保护软骨？

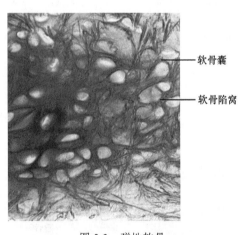

——软骨囊

——软骨陷窝

图5-3　弹性软骨

二、骨组织和骨

骨组织（osseous tissue）是一种坚硬的结缔组织，由骨细胞及大量钙化的细胞间质组成。钙化的细胞间质称为骨质（bone matrix）。人体99%以上的钙和85%的磷以羟基磷灰石的形式贮于骨组织中，因而骨是人体的钙、磷贮存库。

（一）骨组织的结构

1. 骨质　即骨的细胞间质，由有机成分和无机成分构成，含水极少。有机成分由成骨细胞分泌形成，主要为胶原纤维，无机成分又称骨盐，主要为羟磷灰石结晶，沿胶原原纤维长轴规则排列并与之结合。

骨质中的胶原纤维平行成层排列，借基质粘和在一起，并有钙盐沉积，形成薄板状结构，称为骨板。成层排列的骨板犹如多层木质胶合板。同一骨板内的纤维相互平行，相邻骨板的纤维则相互垂直，这种结构形式有效地增强了骨的支持作用。

2. 骨细胞　单个分散于骨板内或骨板间。骨细胞是有许多细长突起的细胞，胞体较小，呈扁椭圆形，其所在空隙称骨陷窝，突起所在的空隙称骨小管。相邻骨细胞的突起以缝隙连接相连，骨小管则彼此连通。骨陷窝和骨小管内含组织液，可营养骨细胞和输送代谢产物。骨陷窝周围的薄层骨基质钙化程度较低，并可不断更新，在机体需要时，骨细胞的溶骨作用可溶解此层骨基质，使 Ca^{2+} 释放入骨陷窝的组织液中，继而进入血液，对维持血钙的恒态水平有一定作用。

考点提示：
简述骨组织的构成。

（二）长骨的结构

长骨由骨松质、骨密质、骨膜、关节软骨及血管、神经等构成（图 5-4）。

1. 骨松质（spongy bone）　分布于长骨的骨骺和骨干的内侧份，是大量针状或片状骨小梁相互连接而成的骨小梁，小梁之间有很多网孔，网孔即骨髓腔，其中充满骨髓。骨小梁厚度一般为 0.1～0.4mm，由数层平行排列的骨板和骨细胞构成。骨小管穿行表层骨板开口于骨髓腔，骨细胞从中获得营养并排出代谢产物。

2. 骨密质（compact bone）　分布于长骨骨干和骨骺的外侧份。骨密质内的骨板排列很有规律，按骨板排列方式可分为环骨板、骨单位和间骨板。

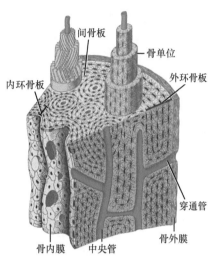

图 5-4　长骨结构模式图

（1）环骨板：分布于长骨干的外侧面及近骨髓腔的内侧面，分别称为外环骨板及内环骨板。外环骨板较厚，有 10～40 层，较整齐地环绕骨干排列。内环骨板较薄，仅由数层骨板组成，排列不甚规则。外环骨板及内环骨板均有横向穿越的小管，统称穿通管。穿通管与纵行排列的骨单位中央管相通连，它们都是小血管、神经及骨膜成分的通道，并含有组织液。

（2）骨单位：又称哈佛系统（Haversian system），是长骨干起支持作用的主要结构单位。骨单位位于内、外环骨板之间，数量较多，呈筒状，直径 30～70μm，长 0.6～2.5mm，由 10～20 层同心圆排列的骨板（哈弗骨板）围成。各层骨板之间有骨细胞。各层骨细胞的突起经骨小管穿越骨板相互连接。骨单位的中轴有一中央管，称哈佛管（Haversian canal），内含骨膜组织、毛细血管（有的是微动静脉）和神经。

衰老与骨

如今，打开电视，可以看到许多广告宣传自己的产品，治疗老年性骨病。的确，衰老对骨的影响较为明显，总结说来有两个方面，①衰老导致骨钙丧失，在女性，一般 40 岁后，骨钙开始丢失，至 70 岁，骨钙丢失可达 30%；在男性，较为晚些，到 60 岁以后才出现明显的钙丢失，骨钙丢失是骨质疏松的因素之一。②衰老导致蛋白质合成速度降低致使产生骨基质的有机成分的能力下降，结果是：骨基质积累的有机基质比例减少而无机质比例增大，这个过程使相当一部分老年人的骨骼变得相当脆，易骨折。

链接

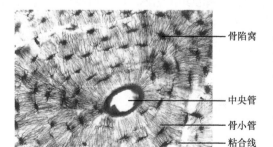

图 5-5　长骨磨片（横切面）

骨陷窝
中央管
骨小管
粘合线

（3）间骨板：是填充在骨单位之间的一些不规则的平行骨板，它们是原有的骨单位或内外环骨板未被吸收的残留部分，其中除骨陷窝及骨小管外，无其他管道（图 5-5）。

3. 骨膜　除关节面以外，骨的内、外表面分别覆以骨内膜和骨外膜。骨膜内含有神经和血管。贴近骨表面的骨膜内含有骨原细胞，它能增殖分化为骨细胞，具有造骨功能，骨膜对骨的生长、骨折修复有很重要的作用，临床上处理骨折

考点提示：简述长骨的结构特点。

时，应尽可能保留骨膜以有利于骨的修复。

三、骨 的 发 生

骨由间充质发生。骨的发生有两种方式：膜内成骨与软骨内成骨。

（一）膜内成骨

这种方式是先由间充质分化成为胚性结缔组织膜，然后在此膜内成骨。人体的顶骨、额骨和锁骨等即以此种方式发生。

（二）软骨内成骨

间充质先分化成软骨雏形，然后在软骨雏形的基础上被新生骨组织取代。胎儿的大多数骨，如四肢骨、躯干骨及颅底骨等，主要以软骨内成骨的方式发生。

（三）影响骨生长的因素

影响骨生长的因素很多，内因如遗传基因的表达和激素的作用等，外因如营养及维生素供应等。

1. 激素的影响　生长激素和甲状腺素可明显促进骺软骨生长，若成年前这两种激素分泌过少，可致骺板软骨生长缓慢，肢体短小而成侏儒；若生长激素分泌过多，则骺板生长加速，可导致巨人症。甲状旁腺素通过反馈机制调节血钙水平，其调节方式是激活骨细胞和破骨细胞，通过溶骨作用分解骨盐，释放 Ca^{2+} 入血，从而提高血钙水平。甲状旁腺素过多，有可能因骨盐大量分解而导致纤维性骨炎。降钙素能抑制骨盐溶解，并刺激骨原细胞分化为成骨细胞，增强成骨活动，使血钙入骨形成骨盐。雌激素可与成骨细胞膜上的雌激素受体结合，使其成骨活跃，产生足量的钙结合蛋白，促进类骨质的钙化。雌激素不足往往出现骨盐分解吸收过多，骨基质形成减少，绝经期妇女的骨质疏松症即起因于雌激素的不足。性腺发育不全可导致生长障碍而影响身高，肾上腺分泌的糖皮质激素对骨的形成有抑制作用。

2. 维生素　维生素 A 可影响骨的生长速度，严重缺乏时骺板生长缓慢，以致骨生长迟缓甚至停止，维生素 A 过多则使破骨细胞过度活跃而易发生骨折，维生素 C 与成骨细胞合成胶原纤维有关，严重缺乏时，因骨的胶原纤维过少而易发生骨折，且骨折愈合极为缓慢。维生素 D 能影响骨钙的沉积，与类骨质能否及时钙化有关。儿童期缺乏维生素 D 可导致佝偻病，成人缺乏可导致骨软化症。近年发现成骨细胞表面有 1，25- 羟维生素 D_3（简称 D_3）受体，D_3 既可刺激成骨细胞分泌较多的钙结合蛋白，又能提高碱性磷酸酶的活性而促进骨的钙化，临床疗效较好。

小　结

软骨组织由软骨细胞、纤维和基质构成。其周围包绕一软骨膜共同筑成软骨。软骨膜为结缔组织膜，对软骨组织有营养、保护及生长发育等作用。软骨可分为三种：透明软骨、弹性软骨和纤维软骨。

骨组织是一种坚硬的结缔组织，体内的钙约 99% 以钙盐的形式沉着在骨组织内，故骨组织是人体最大的钙库。

目 标 检 测

A₁ 型题

1. 骨密质内无（　　　）

A. 骨单位　　　B. 骨小梁

C. 环骨板　　　D. 间骨板

E. 骨细胞

2. 透明软骨分布于（　　　）

  A. 气管　　　　　　　B. 耳郭

  C. 椎间盘　　　　　　D. 肋软骨

3. 以下哪一项不是透明软骨的特点（　　　）

  A. 分布较广，多在关节处

  B. 肋软骨、呼吸道某些软骨也为透明软骨

  C. 透明软骨新鲜时呈透明状

  D. 此类软骨内没有血管和神经

  E. 细胞间质中仅含少量胶原纤维，而基质十分丰富

4. 以下所有结构均为骨细胞提供营养和氧气，除了（　　　）

  A. 缝隙连接　　　　　B. 骨基质

  C. 哈佛管　　　　　　D. 骨小管

  E. 内皮细胞

5. 关于骨组织的细胞间质，哪一项错误（　　　）

  A. 骨组织的细胞间质又称骨质，由有机成分及无机成分组成

  B. 有机成分是大量胶原纤维和大量基质所构成

  C. 基质呈无定型凝胶状，具有粘合胶原纤维的作用

  D. 无机成分中主要为钙盐，即羟基磷灰石

  E. 有机成分使骨质具有韧性. 无机成分使骨质坚硬

第6章 血 液

📖 学习目标
1. 血液的组成。
2. 血细胞的分类、正常值及生理作用。

考点提示：
血浆与血清的不同。

血液流动于心血管内，约占体重的 7%，成人的血容量约 5L。血液由血浆和血细胞组成。血浆为液体，相当于结缔组织的细胞外基质，各种血细胞悬浮于血浆中。血浆为淡黄色，其中 90% 是水，其余为血浆蛋白质（白蛋白、球蛋白、凝血因子Ⅰ）、脂蛋白、激素、无机盐、维生素和代谢产物。血液流出血管后，血浆中的溶解状态的纤维蛋白原转变为不溶性的纤维蛋白，将细胞成分及大分子血浆蛋白包裹成血块，并析出淡黄色液体，称血清。

血细胞约占血液容积的 45%，由红细胞、白细胞和血小板组成。在生理情况下，各种血细胞保持一定的形态结构和相对稳定的数量。光镜观察血细胞的形态结构，通常采用 Wright 或 Giemsa 染色的血涂片标本。血细胞分类及其正常值如下（表 6-1）。

表 6-1　血细胞的分类及正常值

红细胞	男：$(4.0\sim5.5)\times10^{12}/L$	
	女：$(3.5\sim5.0)\times10^{12}/L$	
白细胞	$(4.0\sim10)\times10^{9}/L$	
	中性粒细胞	50%～70%
	嗜酸性粒细胞	0.5%～3%
	嗜碱性粒细胞	0～1%
	淋巴细胞	20%～30%
	单核细胞	3%～8%
血小板	$(100\sim300)\times10^{9}/L$	

考点提示：
血细胞的分类及正常值。

一、红 细 胞

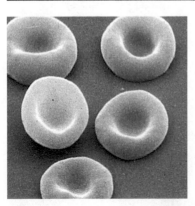

图 6-1　红细胞扫描电镜（×4800）

红细胞数量最多，直径 7～8μm，呈双凹圆盘状，中央薄，染色较浅，周边较厚，染色较深，侧面观呈哑铃形。扫描电镜下，可清楚显示红细胞这种形态特点（图 6-1）。红细胞的这种外形特征使细胞表面积增大，有利于气体交换。

成熟红细胞无细胞核，亦无细胞器，胞质内充满血红蛋白（Hb）。血红蛋白是一种含铁蛋白质，具有结合与运输氧和二氧化碳的功能。一氧化碳（CO）与血红蛋白的亲和力比氧大，而且结合后不易分离。如果空气中 CO 含量较高（如一氧化碳中毒时），大量血红蛋白与 CO 结合，机体即出现缺氧或窒息。

正常成人血液中红细胞数平均值：男性为（4.0～5.5）×10¹²/L，女性为（3.5～4.5）×10¹²/L，而新生儿可达（6.0～7.0）×10¹²/L。血红蛋白在成人血液内的平均含量：男性为120～150g/L，女性为110～140g/L。红细胞数目及血红蛋白含量可因生理或病理状态的变化而改变。一般情况下，红细胞数少于3.0×10¹²/L 或血红蛋白低于100g/L，称为贫血。贫血时红细胞的大小及形态常发生变化，如大红细胞性贫血，红细胞平均直径大于9μm；小红细胞性贫血，红细胞直径小于6μm。

考点提示：
红细胞和血红蛋白的正常值

红细胞的渗透压与血浆渗透压相等，当血浆渗透压过低时，过量的水分进入红细胞，使细胞膨胀甚至破裂，血红蛋白逸出，称为溶血。反之，可使红细胞发生皱缩。红细胞膜上含有 ABO 血型抗原。

正常人外周血中含有少量未完全成熟红细胞，称为网织红细胞。其体积较成熟红细胞略大，数量占成人血液中红细胞总数的0.005～0.015。在常规染色的血涂片中，与成熟红细胞不易区分。用煌焦油蓝染色，细胞内残存的核糖体被染成蓝色颗粒或细网。在临床上，网织红细胞计数可作为衡量骨髓造血能力的一项指标。

红细胞不断更新，其平均寿命约120天。衰老的红细胞被脾、骨髓和肝等处的巨噬细胞吞噬。同时，同等数量的红细胞由骨髓进入外周血液，使红细胞数量保持相对恒定。

二、白 细 胞

白细胞为无色、有核的球形细胞，能做变形运动，穿过毛细血管进入周围组织，具有防御功能。正常成人血液内白细胞数量为（4～10）×10⁹/L。婴幼儿白细胞较多。如果白细胞显著增多或减少，则应视为病理现象。

根据白细胞胞质内有无特殊颗粒，在光镜下将白细胞分为有粒白细胞和无粒白细胞两类。有粒白细胞又根据颗粒的染色特点，分为中性粒细胞、嗜酸性粒细胞和嗜碱性粒细胞。无粒白细胞可分为淋巴细胞和单核细胞（图6-2）。

考点提示：
白细胞总数、中性粒细胞和淋巴细胞的比率。

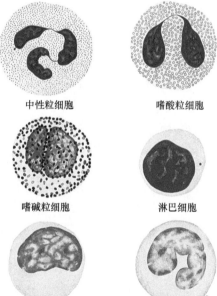

中性粒细胞　　　　嗜酸粒细胞

嗜碱粒细胞　　　　淋巴细胞

单核细胞　　　　单核细胞

图6-2　血细胞

1. 中性粒细胞　占白细胞总数的0.50～0.70，呈圆球形，直径10～12μm，核呈杆状或分叶状，分别称为杆状核或分叶核。核染色质呈块状，着色深。正常人分叶核一般以2～3叶者居多，分叶越多，表明细胞越衰老。细胞质染成粉红色，含有两种颗粒：①特殊颗粒，约占颗粒总数的80%，颗粒较小，淡红色，内含吞噬素和溶菌酶等。吞噬素具有杀菌作用，溶菌酶能溶解细菌表面的糖蛋白。②嗜天青颗粒，占颗粒总数的20%，颗粒较大，染成紫红色。它是一种溶酶体，含有酸性磷酸酶和过氧化物酶等，能消化分解所吞噬的异物。

中性粒细胞具有变形运动和吞噬、杀菌功能。当细菌侵入机体某一部位时，中性粒细胞以变形运动穿出毛细血管，聚集到细菌周围，伸出伪足，包围并吞噬细菌，形成吞噬小体。细菌被颗粒内的酶杀死并分解消化。同时中性粒细胞自身坏死，成为脓细胞。

2. 嗜酸性粒细胞　占白细胞总数的 0.005～0.03。细胞呈球形，直径 10～15μm。核常为两叶。胞质内充满粗大均匀的嗜酸性颗粒，染成橘红色。颗粒内含有酸性磷酸酶、过氧化物酶和组胺酶等，因此它也是一种溶酶体。

嗜酸性粒细胞也能做变形运动，穿过毛细血管到病变部位，吞噬抗原抗体复合物，释放组胺酶灭活组胺，从而减轻过敏反应。当患过敏性疾病或寄生虫病时，血液中嗜酸性粒细胞增多。

3. 嗜碱性粒细胞　数量最少，约占白细胞总数的 0.01，呈球形，直径 10～12μm。胞核分叶或呈 S 形，常被颗粒掩盖。胞质内的嗜碱性颗粒大小不等，分布不均，染成紫蓝色。颗粒内含有肝素、组胺等，肝素具有抗凝血作用，组胺参与过敏反应。

4. 单核细胞　占白细胞总数的 0.03～0.08，呈圆形或椭圆形，直径 14～20μm。胞核呈肾形或马蹄形，核内染色质细而疏松，着色较浅。胞质较多，呈弱嗜碱性，染成灰蓝色，含有细小、分散的嗜天青颗粒。颗粒内含有过氧化物酶、酸性磷酸酶和溶菌酶。单核细胞具有活跃的变形运动和一定的吞噬能力，穿出血管进入组织后分化为巨噬细胞。

5. 淋巴细胞　占白细胞总数的 0.20～0.30，呈圆形或椭圆形，大小不等，可分为大、中、小 3 种，小淋巴细胞直径 6～8μm，数量最多。胞核圆形，一侧常有小凹陷，染色质致密呈块状，着色深。胞质少，呈嗜碱性，染成蔚蓝色，含少量嗜天青颗粒。中淋巴细胞直径 9～12μm，大淋巴细胞直径 13～16μm，胞质较多，核染色质较疏松，故着色较浅，胞质内也有少量嗜天青颗粒。淋巴细胞根据其来源和功能不同，至少可分为 T 淋巴细胞、B 淋巴细胞和自然杀伤（NK）细胞等 3 类。血液中的 T 淋巴细胞约占淋巴细胞总数的 0.75，参与细胞免疫，B 淋巴细胞占淋巴细胞总数的 0.10～0.15，受抗原刺激后分化为浆细胞，产生抗体，参与体液免疫。

三、血　小　板

血小板或称血栓细胞，是骨髓中巨核细胞胞质裂解脱落的胞质小块，呈双凸扁盘状，大小不一，直径 2～4μm。在血涂片上，血小板呈不规则形，成群分布于血细胞之间。血小板中央部分有紫蓝色颗粒，称颗粒区，内有血小板颗粒、线粒体及糖原。周边部分呈透明的浅蓝色，称透明区，内有环行的微管和微丝，以维持血小板的形态。血小板在止血和凝血过程中起重要作用。当血管受损伤破裂时，血小板受刺激，迅速发生变形，凝集在损伤处，并释放出多种与凝血有关的因子，使血浆内的凝血因子 II 变为凝血酶，此酶促进纤维蛋白原变成纤维蛋白，使血细胞凝集成血块而止血。同时，血小板释放颗粒内容物，促进止血和凝血。正常人血小板数量为（100～300）×10^9/L。当血小板数量低于 100×10^9/L 时，为血小板减少症；而低于 50×10^9/L 时有自发出血的危险。

考点提示：
血细胞种
类、特点及
主要的功
能。

血量与献血

血液流动于心血管内，约占体重的 7%，成人的血容量约 5L，维持血量相对恒定，对维持机体正常生理功能和内环境稳定十分重要，若血量不足会引发器官代谢障碍和功能损害。如果成人一次失血量达 30% 以上，会危及生命；如果一次失血量达 20% 以上，会出现晕倒或休克现象；一般一次失血量不超过 10%，没有明显症状出现，机体可以很快补充而恢复正常。因此，一个正常的健康人一次献血 200～400ml，不会有任何损害。

链接

四、血细胞发生

血细胞的生成过程称血细胞发生,最早发生血细胞的部位是胚胎卵黄囊壁的血岛。胚胎第3周,血岛中部细胞分化为造血干细胞,然后经血流迁入肝和脾,并开始造血。最后造血干细胞定居在红骨髓内造血,可产生红细胞、粒细胞、单核细胞和血小板。此外胸腺、脾等淋巴器官产生淋巴细胞。

(一)骨髓的结构

骨髓有红骨髓和黄骨髓。红骨髓是最主要的造血器官,其结构是以网状组织为支架,网眼内充满不同发育阶段的血细胞、巨噬细胞、造血干细胞及间充质细胞等,红骨髓内血窦丰富。大约从5岁开始,长骨骨髓腔内出现脂肪组织,红骨髓逐渐转变成黄骨髓,并失去造血功能。但黄骨髓仍保持造血潜能,当机体需要时,可转变为红骨髓恢复造血功能。

(二)造血干细胞和造血祖细胞

1. 造血干细胞 是产生各种血细胞的原始细胞,又称多能干细胞,细胞具有自我更新和多向分化的潜能。

2. 造血祖细胞由造血干细胞增殖分化而来,只能定向分化为一个或几个血细胞系,故称定向干细胞。目前确认的有:红细胞系、中性粒细胞系、巨噬细胞系造血祖细胞和巨核细胞系造血祖细胞。

(三)血细胞发生进程及其形态变化规律

各系血细胞发生大致都经历3个阶段:原始阶段、幼稚阶段(又分早、中、晚3期)和成熟阶段(图6-3)。血细胞发生是一个连续的动态变化过程,且比较复杂,各系血细胞发生过程虽有一定的差别,但一般规律如下:①胞体由大变小(巨核细胞则由小变大);②细胞核由大变小(红细胞的核最后消失,粒细胞核由杆状至分叶)。核染色质变粗密,核染色由浅变深;③胞质由少到多,嗜碱性变弱,胞质内特殊颗粒、血红蛋白等从无到有,逐渐

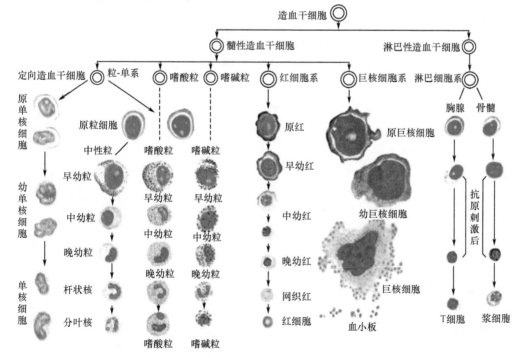

图 6-3 血细胞发生进程

增多；④细胞分裂能力逐渐丧失。

造血干细胞

造血干细胞具有自我复制和多向分化的能力。造血干细胞移植已成为多种恶性血液病的一种有效治疗措施，如白血病、再生障碍性贫血等。造血干细胞主要存在于骨髓、外周血、脐带血和胎儿肝脏中，临床采集造血干细胞也多从以上部位。目前，脐带血的应用和研究比较前沿。脐带血是指胎儿娩出后从脐静脉抽出的血液，主要来自胎盘。足月新生儿的脐带血中造血干细胞的含量相当于成人骨髓的 1/3～1/5，相当于外周血中的 12～16 倍。所以，脐带血已成为代替骨髓移植的造血干细胞的主要来源。

目 标 检 测

A₁ 型题

1. 血细胞不包括（　　）
    A. 嗜碱性粒细胞　　　　B. 嗜酸性粒细胞
    C. 血小板　　　　　　　D. 中性粒细胞
    E. 以上都不是

2. 白细胞不包括（　　）
    A. 中性粒细胞　　　　　B. 淋巴细胞
    C. 血栓细胞　　　　　　D. 单核细胞
    E. 以上都不是

3. 血型的特异性抗原存在于（　　）
    A. 红细胞细胞膜　　　　B. 血小板细胞膜
    C. 白细胞细胞膜　　　　D. 单核细胞膜
    E. 以上都不是

4. 血浆比血清的化学成分多的是（　　）
    A. 清蛋白　　　　　　　B. 球蛋白
    C. 脂蛋白　　　　　　　D. 血清蛋白
    E. 凝血因子 I

5. 中性粒细胞占白细胞总数为（　　）
    A. 0.50～0.70　　　　　B. 0.005～0.03
    C. 0.003～0.008　　　　D. 0.20～0.30
    E. 0.001～0.002

第7章 肌 组 织

　　肌组织（muscle tissue）主要由具有收缩能力的肌细胞组成，肌细胞之间有少量结缔组织以及血管、淋巴管、神经等。肌细胞呈长纤维状，又称肌纤维（muscle fiber），其细胞膜称肌膜（sarcoplemma），细胞质称肌浆（sarcoplasm），肌浆中的滑面内质网称肌浆网。肌纤维的结构特征是肌浆中有许多与细胞长轴平行排列的肌丝，它们是肌纤维舒缩功能的物质基础。

　　肌组织可分为三类：骨骼肌、心肌和平滑肌。骨骼肌和心肌均有明暗相间的横纹，属横纹肌。骨骼肌受躯体神经支配，属随意肌；心肌和平滑肌受自主神经支配，属不随意肌。

一、骨　骼　肌

　　骨骼肌（skeletal muscle）主要分布于头、颈、躯干、四肢，大多借肌腱附于骨骼。致密结缔组织包裹在整块肌肉外面形成肌外膜，解剖学上称深筋膜。肌外膜的结缔组织深入肌肉内，将其分隔成肌束。包裹肌束的结缔组织称肌束膜。分布在每条骨骼肌纤维外薄层的结缔组织称肌内膜（图7-1）。各层结缔组织对肌组织有支持、联系、保护作用，其中的血管对肌组织有营养作用。在骨骼肌纤维表面附着一种扁平、有突起的肌卫星细胞。当肌纤维受损后，肌卫星细胞可增殖分化，参与肌纤维的修复，具有干细胞性质。

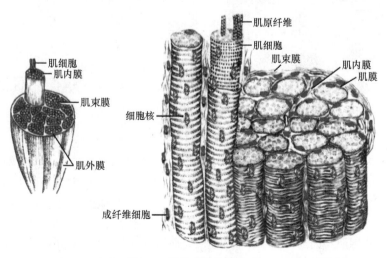

图7-1　骨骼肌结构模式图

运动时肌肉拉伤的处理

　　肌肉拉伤是肌肉在运动中急剧收缩或过度牵拉引起的损伤。拉伤部位剧痛，用手可摸到肌肉紧张形成的索条状硬块，触疼明显，局部肿胀或皮下出血，活动明显受到限制。拉伤后，要立即进行冷处理—用冷水冲局部或用毛巾包裹冰决冷敷，然后用绷带适当用力包裹损伤部位，防止肿胀。在放松损伤部位肌肉并抬高伤肢的同时，可服用一些止痛、止血类药物。24～48小时后拆除包扎。根据伤情，可外贴活血消肿膏药，可适当热敷或用较轻手法对损伤局部进行按摩。

链接

考点提示：
骨骼肌纤维的光镜结构。

（一）骨骼肌的光镜结构

　　骨骼肌纤维呈长圆柱形，直径10～100μm，长度一般为1～40mm，长者可达10cm，两端钝圆，与肌腱纤维相连，有的肌纤维末端可分支（表情肌和舌肌）。骨骼肌纤维是一种多核细胞，一条肌纤维内含有几十个甚至几百个核，核呈扁椭圆形，位于肌膜下方（图7-2）。

　　肌浆中含有丰富的肌原纤维。肌原纤维呈细丝状，直径1～2μm，沿肌纤维长轴平行排列。每条肌原纤维上都有明暗相间的带，每条肌原纤维的明暗带都准确排列在同一平面上，故骨骼肌纤维呈现出明暗相间的周期性横纹。明带又称I带，暗带又称A带，油镜观察，暗带中央有一条浅色窄带称H带，H带中央有一条深色的M线，明带中央有一条深色的Z线。相邻两条Z线之间的一段肌原纤维称肌节（sarcomere），它是骨骼肌收缩的基本结构单位。每个肌节由1/2 I带＋A带＋1/2 I带构成。在骨骼肌纤维收缩和舒张状态下，肌节长度介于1.5～3.5μm，在一般安静状态约为2μm。肌原纤维是由肌节端对端相连而成（图7-3）。

考点提示：
什么是肌节？其组成如何？

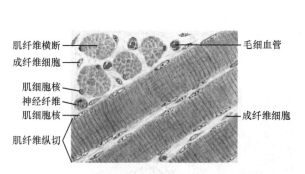

图7-2　骨骼肌纤维的纵切面和横切面

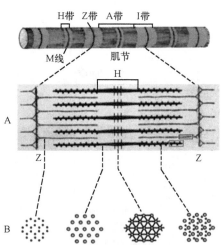

图7-3　骨骼肌纤维纵切面（示肌节）

（二）骨骼肌纤维的超微结构

　　1. 肌原纤维　电镜下可见肌原纤维是由粗、细两种肌丝构成，肌丝沿肌纤维的长轴相互穿插平行排列。粗肌丝位于肌节的中部并贯穿A带全长，两端游离，中央借M线固定。细肌丝位于肌节的两侧，一端附着在Z膜上，另一端伸到粗肌丝之间，止于H带外缘。所以明带只含细肌丝，H带只含粗肌丝，H带两侧的暗带部分是由粗、细两种肌丝组成的。其横断面上，一根粗肌丝周围排列着6根细肌丝，而细肌丝周围有3根粗肌丝（图7-4）。

　　（1）粗肌丝：粗肌丝长约1.5μm，直径约10nm，主要由肌球蛋白组成。肌球蛋白分子呈豆芽状，分为头和杆两部分，两者连接处可以屈动，类似关节。许多肌球蛋白分子平行排列，集合成束，组成一条粗肌丝。一条粗肌丝中，肌球蛋白的杆部都是向着 M 膜，而头部均朝向粗肌丝两端的 Z 线并露出表面，形成电镜下可见的横桥。肌球蛋白头部的功能特点：①是一种 ATP 酶，能与 ATP 结合。②在一定条件下能与细肌丝的肌动蛋白位点结合。肌球蛋白头部与肌动蛋白结合后，ATP 酶活性增高，分解 ATP 释放能量，使横桥屈动，从而牵拉细肌丝滑动。

（2）细肌丝：细肌丝长约 1μm，直径约 5nm，细肌丝由肌动蛋白、原肌球蛋白、肌钙蛋白组成。肌动蛋白的单体呈球形，每个单体上都有一个能与肌球蛋白头部相结合的位点，许多单体如串珠状相互连接，形成长链，2 条长链再相互绞合在一起，形成双股螺旋链。原肌球蛋白是由 2 条多肽链螺旋状绞合而成的短索，其长度相当于 7 个肌动蛋白单体。原肌球蛋白分子首尾相接形成长链，位于肌动蛋白双股螺旋链的沟附近，恰好盖在肌动蛋白的位点上。肌钙蛋白为球形，附着在原肌球蛋白分子上，可与 Ca^+ 结合。

2. 横小管（transversetubule） 是肌膜向细胞内凹陷而形成的小管，其走向与肌纤维的长轴垂直，故名。人的横小管位于明暗带的交界处，故一个肌节中有两个横小管。同一水平的横小管分支吻合，围绕在每条肌原纤维的周围。横小管的膜与肌膜相连，可将肌膜的兴奋传入肌细胞内（图 7-5）。

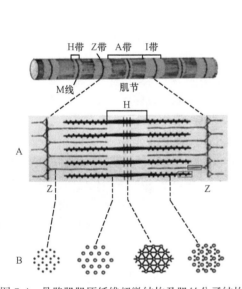
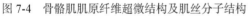

图 7-4　骨骼肌肌原纤维超微结构及肌丝分子结构

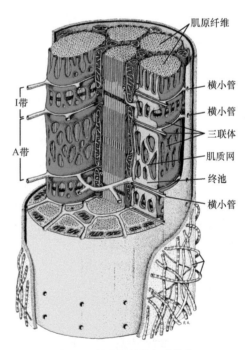

图 7-5　骨骼肌纤维超微结构

3. 肌浆网（sarcoplasmicreticulum） 是肌纤维中特化的滑面内质网，位于横小管之间，由互相连通的小管构成，包绕在肌原纤维的周围。相邻两条横小管之间的肌浆网大致是纵向走行，故又称纵小管。在靠近横小管处，纵小管末端膨大并相互连接形成较粗的盲管，称终池（terminal cisternae）。终池与横小管平行并紧密相贴，但并不相通。一条横小管及其两侧的终池共同组成三联体（triad），在此部位将兴奋从肌膜传递到肌浆网膜上。肌浆网的膜上有丰富的钙泵，是一种 ATP 酶，可将肌浆内的 Ca^{2+} 泵入肌浆网的腔内，使肌浆网中的 Ca^{2+} 浓度为肌浆中的上千倍。因此，肌浆网有调节肌浆内 Ca^{2+} 浓度的作用。

考点提示：何为肌浆网？有何作用？

（三）骨骼肌纤维的收缩原理

关于骨骼肌收缩机制的学说较多，目前被公认的是肌丝滑动学说。肌纤维收缩的过程大致如下：①运动神经末梢将神经冲动传递给肌膜，引起肌膜兴奋。②肌膜的兴奋经横小管作用于终池，引起肌浆网释放 Ca^{2+}，肌浆内 Ca^{2+} 浓度升高。③ Ca^{2+} 与肌钙蛋白结合后，原肌球蛋白发生构型改变和位置变化，原肌球蛋白移位。④原来被原肌球蛋白掩盖的肌动蛋白位点暴露，迅速与肌球蛋白的头部（横桥）接触，肌球蛋白头部的 ATP 酶活性增高，分解 ATP 释放能量。⑤肌球蛋白的头部向 M 线方向折动，将细肌丝拉向 M 线。结果肌节中的 I 带变短，A 带长度不变，H 带因细肌丝的插入而变窄甚至消失（图 7-6）。此时肌节缩短，肌纤维收缩。收缩结束后，肌浆内的 Ca^{2+} 被泵回肌浆网，肌钙蛋白等恢复原状，肌纤维松弛。

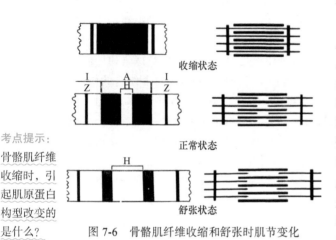

收缩状态

正常状态

舒张状态

图 7-6　骨骼肌纤维收缩和舒张时肌节变化

考点提示：
骨骼肌纤维收缩时，引起肌原蛋白构型改变的是什么？

二、心　肌

心肌（cardiac muscle）主要由心肌纤维构成，分布于心壁和近心的大血管壁上。心肌的收缩具有自律性，收缩缓慢而持久且不易疲劳。

心　肌　炎

心肌炎指心肌中有局限性或弥漫性的急性、亚急性或慢性的炎性病变。近年来病毒性心肌炎的相对发病率不断增加。病情轻重不同，表现差异很大，婴幼儿病情多较重，成年人多较轻，轻者可无明显病状，重者可并发严重心律失常，心功能不全甚至猝死。急性期或亚急性期心肌炎病的前期症状，病人可有发热、疲乏、多汗、心慌、气急、心前区闷痛等。检查可见期前收缩、传导阻滞等心律失常。谷草转氨酶、肌酸磷酸激酶增高，血沉增快，心电图、X 线检查有助于诊断。治疗包括静养，改进心肌营养、控制心功能不全与纠正心律失常，防止继发感染等。

链　接

（一）心肌纤维的光镜结构

心肌纤维呈短圆柱状，有横纹，但不如骨骼肌的明显。长 80～150μm，直径 6～22μm，有分支并相互连接成网。每一心肌细胞有一椭圆形的核，位于细胞中央，偶有双核。纵切面上有明暗相间的横纹，但没有骨骼肌明显（图 7-7）。心肌细胞肌质丰富，有大量的线粒体和糖原，少量脂滴和脂褐素，脂褐素是溶酶体的残余体，可随年龄的增长而增多。细胞间连接处称为闰盘，是心肌细胞的特殊结构。在 HE 染色标本中呈深红细线状，形如阶梯，横贯心肌纤维。心肌纤维之间有薄层结缔组织、血管、淋巴管与神经。

考点提示：
骨骼肌与心肌纤维超微结构有何不同？

（二）心肌纤维的超微结构

心肌纤维的超微结构基本上与骨骼肌纤维相似，也含有粗、细肌丝及肌节。但心肌纤维还有以下特点：①肌浆网、横小管、线粒体等结构把肌丝分隔成大小不等的肌丝束，但分隔

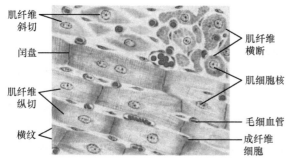

图 7-7　心肌纵切和横切

不完全，因此，肌原纤维的界线不如骨骼肌那样明显、规则。在心肌纤维的横切面上，可见相邻的肌丝束常相互连续。②横小管较粗，位于 Z 线水平，但数量较少。③肌浆网较稀疏，纵小管不发达，终池小而少。横小管往往只有一侧附有终池，形成二联体，三联体极少（图 7-8）。④闰盘（intercalate disk）是相邻两心肌细胞的连接结构，位于 Z 线水平。此处心肌细胞的末端常呈阶梯状，在阶梯的横向部位，相邻心肌细胞的胞膜凹凸相嵌，并有中间连接和桥粒，使心肌细胞牢固地连接在一起，形成功能整体；阶梯的纵向部位有缝隙连接，不但能允许小分子物质在心肌细胞间传递，而且此处电阻低，冲动可从一个心肌细胞传到另一个心肌细胞，保证心肌细胞的同步节律性收缩（图 7-9）。

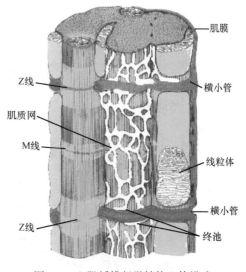

图 7-8　心肌纤维超微结构立体模式

考点提示：
心肌细胞是靠什么彼此相连形成功能整体？

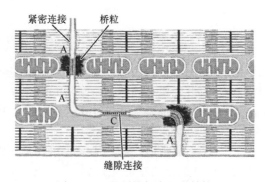

图 7-9　心肌纤维闰盘超微结构

　　心房肌纤维除收缩功能外，尚有内分泌功能。其胞质内含有心钠素的分泌颗粒。心钠素有排钠、利尿和扩血管、降血压的作用。

三、平　滑　肌

　　平滑肌（smooth muscle）主要由平滑肌纤维构成。分布在血管壁和许多内脏器官，故又称内脏肌。此外，皮肤的竖毛肌、眼的瞳孔括约肌及睫状肌等也都是平滑肌。平滑肌收缩缓慢持久。

平滑肌纤维再生

　　成人体内的平滑肌纤维不是高度分化的细胞，在某些情况下可自身分裂繁殖，也可由未分化的间充质细胞演变而成。平滑肌的生理性增生常见于妊娠期的子宫壁。平时子宫壁的肌纤维长度仅为 $40\sim60\mu m$，但在妊娠期，其长度可达 $250\sim500\mu m$，同时肌纤维的数量也增加，新生的肌纤维大都由周围结缔组织的间充质细胞分化而来。平滑肌受损伤后，有一定再生能力，如胃肠壁的平滑肌遭受损伤时，可由附近未损伤的肌纤维进行分裂增殖。新生的肌纤维往往不能完全弥补创伤面，其缺损的部分大都由结缔组织填充形成瘢痕组织。

（一）平滑肌纤维的光镜结构

考点提示：
平滑肌纤维
的光镜结构
如何？

　　平滑肌纤维在纵切面上呈梭形，无横纹。胞核一个，位于肌纤维的中央，其形状随肌纤维的收缩状态而变化，舒张时胞核呈椭圆形，收缩时扭曲成螺旋状。平滑肌纤维的大小在不同的器官中差异悬殊，如小血管壁的平滑肌纤维短至 $20\mu m$，妊娠子宫最长达 $500\mu m$。平滑肌纤维在内脏器官中常平行排列成束或成层，每个肌纤维的中央宽部与邻近肌纤维的两端细部相嵌合（图7-10）。

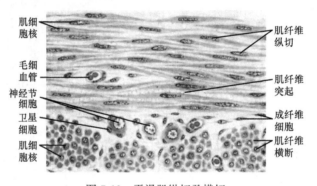

图7-10　平滑肌纵切及横切

（二）平滑肌纤维的超微结构

　　平滑肌纤维表面肌膜内陷形成许多小凹，这些小凹的作用相当于骨骼肌纤维的横小管。肌质网不发达，呈泡状或小管状，与小凹相邻。在细胞中央部胞核两端的肌质内，可见线粒体、高尔基复合体、粗面内质网、游离核糖体、糖原及少量脂滴等。在肌膜的内表面和肌质内，有电子致密的小体，在内表面的称为密斑，在肌质内的称为密体。中间丝附着于密体，构成菱形网格样的细胞骨架，在细胞内起支持作用。

　　平滑肌细胞周边部的肌质中有粗、细肌丝分布。粗细肌丝排列形式特殊，但不形成肌原纤维和肌节。细肌丝直径约 5nm，主要由肌动蛋白组成，一端固定在密斑或密体上，另一端游离于肌质中。粗肌丝直径 $8\sim16nm$，由肌球蛋白构成，均匀分布于细肌丝之间。粗、细肌丝的数量之比约为 $1：12\sim30$，若干条粗、细肌丝聚集成束状，称为肌丝单位，又称收缩单位，其走向与肌纤维的长轴平行而略倾斜。相邻的平滑肌纤维之间有缝隙连接，细胞间的化学信息和神经冲动可借此传递，使成束或成层的平滑肌纤维同步收缩，形成功能整体。

小 结

肌组织主要是由肌细胞组成，肌细胞之间有少量的结缔组织、血管、淋巴管、神经。肌细胞中有许多与细胞长轴平行排列的肌丝，它们是肌纤维舒缩功能的物质基础。肌组织根据其结构和功能的不同可分为三类：骨骼肌、心肌和平滑肌。骨骼肌和心肌是横纹肌，骨骼肌运动受意识支配，属随意肌；心肌和平滑肌的活动不受意识支配，属不随意肌。三种肌组织光镜和电镜结构特点与其功能相适应。

目 标 检 测

A_1 型题

1. 骨骼肌纤维有（　　）
   A. 一个长杆状核位于中央
   B. 多个椭圆形核位于中央
   C. 一个椭圆形核位于肌膜下方
   D. 多个椭圆形核位于肌膜下方
   E. 一个螺旋形核位于中央

2. 骨骼肌纤维的肌膜向内凹陷形成（　　）
   A. 小凹　　　　　B. 肌浆网
   C. 横小管　　　　D. 纵小管
   E. 终池

3. 电镜观察骨骼肌纤维，只有粗肌丝而无细肌丝的是（　　）
   A. I 带　　　　　B. H 带
   C. A 带　　　　　D. A 带和 H 带
   E. 以上都不对

4. 横纹肌纤维内的 Ca^{2+} 贮存在（　　）
   A. 肌浆内　　　　B. 肌浆网内
   C. 原肌球蛋白上　D. 横小管内
   E. 肌原蛋白上

5. 横纹肌纤维的肌节是（　　）
   A. A 带＋I 带
   B. M 线与 Z 线之间
   C. 相邻两条 Z 线之间
   D. 相邻两条 M 线之间
   E. 以上都不对

6. 骨骼肌纤维收缩时，肌节的变化（　　）
   A. A 带和 H 带缩短　　B. I 带和 H 带缩短
   C. I 带和 A 带缩短　　D. A 带缩短

E. A 带、I 带和 H 带均缩短

7. 骨骼肌纤维收缩时，引起肌原蛋白构型改变的是（　　）
   A. Ca^{2+}　　　　　B. ATP
   C. ATP 酶　　　　D. 肌球蛋白
   E. 肌动蛋白

8. 对肌原纤维的描述，其中哪一项是错误的（　　）
   A. 是骨骼肌纤维内纵行排列的结构
   B. 表面有单位膜
   C. 由肌丝组成
   D. 肌丝规则排列构成肌节
   E. 肌节连续排列形成横纹

9. 心肌纤维的闰盘位于（　　）
   A. 细胞间连接处，位于 Z 线水平
   B. 肌浆网内
   C. A 带与 I 带交界处
   D. A 带水平
   E. M 线水平

10. 心肌细胞彼此相连形成功能整体是靠（　　）
    A. T 小管　　　　B. 肌浆网
    C. 闰盘　　　　　D. 肌丝
    E. 二联体

11. 平滑肌纤维的光镜结构说法不正确的是（　　）
    A. 纵切面上呈梭形，无横纹
    B. 胞核一个，位于肌纤维的中央
    C. 舒张时胞核呈椭圆形
    D. 收缩时扭曲成螺旋状
    E. 纤维的大小在不同的器官都中一样

第8章 神经组织

> ## 📖 学习目标
> 1. 神经组织的组成、神经元的形态特点与分类。
> 2. 神经纤维的概念、结构和分类。
> 3. 突触与神经末梢。
> 4. 神经胶质。

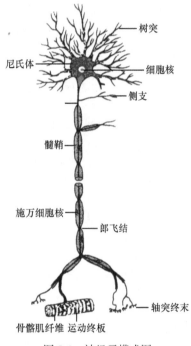

尼氏体 ——
细胞核 ——
侧支 ——
髓鞘 ——
施万细胞核 ——
郎飞结 ——
轴突终末 ——

骨骼肌纤维 运动终板

图 8-1 神经元模式图

神经组织（nervous tissue）由神经细胞和神经胶质细胞构成。神经细胞（nerve cell）又称神经元（neuron），是神经系统结构和功能的基本单位，具有接受内、外环境刺激和传导冲动的功能。神经胶质细胞（neuroglial cell）又简称神经胶质（neuroglia），数量多于神经元，不能感受刺激、传导冲动，对神经元起支持、营养、保护和绝缘作用。

一、神经元的形态结构

神经元是一种具有突起的细胞，形式多样、体积大小不等，但一般都可分为胞体和突起两部分，突起又分为树突和轴突两种（图 8-1）。突起相互接触构成神经网络，广泛分布于体内各组织及器官内。

（一）胞体

胞体位于大小脑皮质、脑干、脊髓灰质和神经节内，是神经元功能活动的中心。胞体大小不一，体态多样，有圆形、星形、锥体形及梭形等。胞体直径为4～120μm，由细胞膜、细胞质和细胞核所构成（图 8-2）。

1. 细胞膜 为单位膜，具有接受刺激、传导神经冲动和信息处理的作用。

2. 细胞核 位于胞体中央，核大而圆，以常染色质为主，着色较浅，核内核仁明显。

3. 细胞质 细胞质内除含线粒体、高尔基复合体、中心体及溶酶体等一般细胞器外，还含有两种神经元特有的细胞器，即尼氏体和神经原纤维。

（1）尼氏体（nissl boby）：又称嗜染质，嗜碱性，HE 染色呈紫蓝色，光镜下为颗粒状或小块状，分散在核周围部及树突内。脊髓灰质前角运动神经元的尼氏体呈虎皮样花纹，又称虎斑，电镜观察，尼氏体是由发达的粗面内质网和游离核糖体构成，是神经元内神经递质、酶及一些分泌性蛋白质合成的场所。当神经元受损时，尼氏体减少或消失；当神经元功能恢复时，尼氏体重新出现或增多，因此，尼氏体可作为判断神经元功能状态的一种标志（图 8-3）。

考点提示：
电镜下尼氏体的组成。

考点提示：
神经元内蛋白质和神经递质合成的部位。

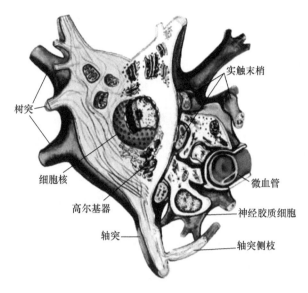

图 8-2 神经元胞体超微结构构

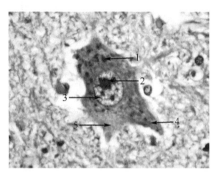

图 8-3 神经元胞体光镜结构示尼氏体

1. 尼氏体；2. 核仁；3. 细胞核；
4. 树突；5. 轴丘

（2）神经原纤维（neurofibril）：在 HE 染色切片上，不能分辨，在银染切片中，被染成棕黑色，呈细丝状，相互交织成网，分布于胞体、树突和轴突内。电镜下，神经原纤维实际由神经丝和微管聚集而成。它除有支持神经元的作用外，还参与营养物质、神经递质及离子等的运输（图 8-4）。

（二）突起

由神经元胞体局部胞膜和胞质突出形成，分树突和轴突两种。

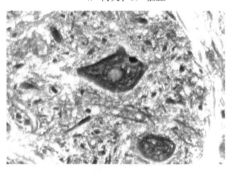

图 8-4 神经元镀银染色示神经原纤维模式图

神经干细胞的自体移植

过去，医学界认为脑细胞缺乏再生能力，神经损伤是不可逆的，因此，对脑出血、脑肿瘤、严重脑外伤、脑缺血、帕金森病所引起的病人神经性障碍无能为力。近年来研究发现，神经干细胞移植到病损或受损的脑组织中，也可能产生新的神经细胞，促进脑的再生修复。

2001 年 4 月 12 日《健康报》报道上海复旦大学生命科学院遗传学研究所李昌本教授在一种特殊的培养液中，成功地培养出人类大脑的神经干细胞。新华社上海 2001 年 6 月 17 日电消息，世界上第一例人神经干细胞自体移植手术在上海复旦大学附属华山医院完成。

链 接

（1）树突（dendrite）：一个或多个，较短有分支，呈树枝状。在树突的分支上有许多短小的棘状突起，称树突棘（dendrite spine）。树突的较多分支及树突棘的出现，极大地增加了神经元之间的接触面。树突内细胞质的结构与核周部基本一致，有尼氏体和神经原纤维。树突的主要功能是接受刺激，产生神经冲动，并将神经冲动传向胞体。

（2）轴突（axon）：只有一个，从胞体发出，细长均匀，长短不一，短的仅数微米，长的可达 1 米以上。主干分支少，常由主干呈直角发出称侧支。轴突的起始部呈圆锥状，称轴丘。轴突末端分支较多，形成轴突终末。轴突表面的细胞膜称轴膜，其内的胞质称轴质（axoplasm）。轴丘和轴突内均无尼氏体，但有神经原纤维。轴突的主要功能是将神经冲动沿轴膜表面传向轴突终末，再传导至其他神经元或效应器。

（三）神经元的分类

神经元数量众多，形态功能各不相同，分类方法有多种。

1. 按神经元突起数目　可分为三类（图8-5）：①假单极神经元（pseudounipolar neuron）：此类神经元只从胞体发出一个突起，该突起离胞体不远处即分为两支，一支伸入中枢神经系统，称中枢突，另一支分布于周围组织和器官，称周围突，如脊神经节和脑神经节内的感觉神经元属于此类神经元。②双极神经元（bipolar neuron）：由胞体发出两个突起，一个轴突，一个突树，如视网膜内的双极神经元。③多极神经元（multipolar neuron）：有一个轴突，多个树突，如脊髓灰质前角的运动神经元。

2. 按神经元的功能　可分为三类（图8-6）：①感觉神经元（sensory neuron）：又称为传入神经元，胞体位于脑神经节与脊神经节内，其周围突分布于皮肤、肌肉等处，能感受各种刺激，并将刺激转化为神经冲动经中枢突传向中枢。②运动神经元（motor neuron）：又称传出神经元，胞体位于脑、脊髓及内脏神经节内，支配肌的运动和腺体的分泌。③中间神经元（interneuron）：又称联络神经元，介于前两类神经元之间，数量最多，约占神经元总数的99%。

考点提示：
神经元分类的依据及名称。

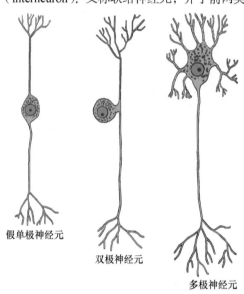

图8-5　神经元的几种主要形态模式图

假单极神经元

双极神经元

多极神经元

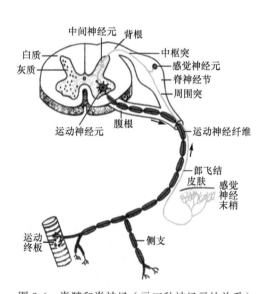

图8-6　脊髓和脊神经（示三种神经元的关系）模式图

中间神经元　背根

白质

灰质

中枢突

感觉神经元

脊神经节

周围突

运动神经元

腹根

运动神经纤维

郎飞结

皮肤

感觉神经末梢

运动终板

侧支

病例8-1

患者，女性，25岁。近3个月来出现右眼睑下垂、右眼复视，感觉说话费力，近1周出现下肢无力，抬腿困难。来院就诊。

初步诊断：重症肌无力。

思考：

1. 化学突触的结构？化学突触通过什么传递信息？

2. 化学突触对兴奋的传递过程。

3. 引起重症肌无力的原因。

（四）突触

突触（synapses）是神经元与神经元之间，或神经元与非神经元之间的连接部位。是神经元传递信息的重要结构。

1. 突触的类型　最常见的突触类型是轴－树突触、轴－体突触与轴－棘突触，即一个神经元轴突的终末与另一个神经元的树突、胞体与树突棘形成的连接。此外还有轴－轴突触、树－树突触等。一个神经元形成的突触少则数个，多则数万个。

按传递信息的方式不同，突触可分两类：①电突触：是缝隙连接，把电信息直接传导到另一个细胞。②化学突触：以媒介物质神经递质传递信息，一般提到的突触主要指的是化学突触。

2. 化学突触的结构　在镀银染色切片中，光镜下可见轴突末端呈球状膨大，被染成棕黑色，附着于另一个神经元胞体或树突的表面。电镜下，突触结构可分为突触前成分、突触间隙、突触后成分三部分（图 8-7）。突触前、后成分彼此相对的细胞膜分别称为突触前膜和突触后膜，比一般的细胞膜略厚。

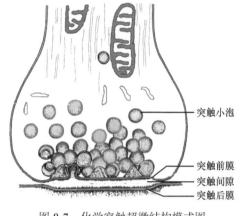

突触小泡
突触前膜
突触间隙
突触后膜

图 8-7　化学突触超微结构模式图

考点提示：突触的定义。化学突触的组成及对神经冲动的传递。

（1）突触前成分：是指前一个神经元轴突终末的膨大，内含大量突触小泡及少量线粒体、滑面内质网、微管、微丝等。突触小泡大小不等，内含神经递质，不同形态大小的突触小泡内所含的神经递质不同。神经递质分两类：一类是肽类递质（如脑啡肽、P 物质）；另一类是非肽类递质（如去甲肾上腺素、乙酰胆碱、多巴胺）。

（2）突触后成分：是与突触前膜相对应的另一个神经元（或非神经元）的一部分，其突触后膜上有特异性的受体，一种受体只能与一种相应的神经递质结合。

（3）突触间隙：突触前膜与突触后膜之间的狭窄间隙称突触间隙，宽 $15 \sim 30nm$。

当神经冲动传至轴突终末时，突触前膜的钙通道开放，细胞外的 Ca^{2+} 进入，在 ATP 的参与下，突触小泡移向突触前膜与其紧贴，以出胞方式释放神经递质到突触间隙，然后与突触后膜上的特异受体结合，使突触后神经元（或非神经元）发生兴奋或抑制。神经递质在发生上述效应后，随即被相应的酶灭活，迅速消除该递质的作用，保证突触传递冲动的敏感性。

病例 8-1 提示

重症肌无力是由于突触后膜上的受体数目减少，影响神经肌连接信息传递的自身免疫性疾病。胸腺瘤是重症肌无力的病因之一。由于神经肌连接传递阻滞，不能将"信号指令"正常传递到肌肉，使肌肉出现收缩功能障碍，主要症状特征是受累横纹肌极易疲劳，如眼肌、吞咽肌、呼吸肌以及四肢骨骼肌受累，临床上出现眼睑下垂、复视、斜视，咀嚼无力，表情淡漠，四肢无力等，严重者可因呼吸困难危及生命。该病多见于青状年，也可见于儿童。经休息或治疗后部分可以暂时恢复和改善。

二、神经胶质细胞

神经胶质细胞也简称神经胶质，广泛分布于中枢和周围神经系统，数量为神经元的

10～15倍。神经胶质也是一种具有突起的细胞，但无树突和轴突之分（图8-8），不具有产生和传导神经冲动的功能，起支持、保护、营养和绝缘的作用。

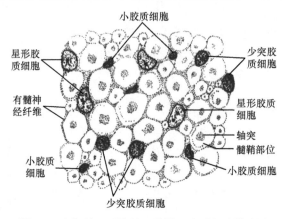

图8-8　中枢神经系统的几种神经胶质细胞模式图

（一）中枢神经系统的神经胶质细胞

考点提示：
中枢神经系统内具有吞噬功能的胶质细胞是哪一类？

1. 星形胶质细胞　体积大，突起多。分两种：纤维性星形胶质细胞（多分布于白质），突起细长，分支较少；原浆性星形胶质细胞（多分布于灰质），突起粗短，分支较多。星形胶质细胞的突起填充于神经元的胞体及突起之间，起支持和分隔神经元的作用。有些突起末端形成脚板贴附于毛细血管壁上，摄取营养并参与血－脑屏障的构成

2. 少突胶质细胞　突起较少，突起末端扩展成扁平状，包绕神经元的轴突形成髓鞘。

3. 小胶质细胞　胶质细胞中体积最小。中枢神经系统损伤时，可参与吞噬活动。

4. 室管膜细胞　呈单层分布于脑室及脊髓中央管的腔面。

（二）周围神经系统的神经胶质细胞

1. 施万细胞（Schwann cell）　又称神经膜细胞（neurolemmal cell）。包裹于神经元所发出的长突起周围，形成有髓神经纤维的髓鞘。

2. 卫星细胞　又称被囊细胞，是神经节内包裹神经元胞体的一层扁平细胞。

三、神经纤维

神经纤维（nerve fiber）由神经元的长突起（主要是轴突）和包裹在其外面的神经胶质细胞共同构成。包裹中枢神经纤维轴突的胶质细胞是少突胶质细胞，包裹周围神经纤维轴突的胶质细胞是施万细胞。根据胶质细胞是否形成髓鞘，神经纤维分为有髓神经纤维和无髓神经纤维。

（一）有髓神经纤维（myelinated nerve fiber）

考点提示：
什么是郎飞结，什么是结间体？

1. 周围神经系统中，有髓神经纤维由中央的轴索和周围髓鞘及神经膜构成，轴索是神经元所发出的长突起，髓鞘及神经膜由施万细胞形成。髓鞘呈节段性，相邻节段间无髓鞘的狭窄处，称郎飞结。相邻两个郎飞结之间的一段纤维称结间体。一个施万细胞形成一个节间体的髓鞘和神经膜（图8-9）。电镜下，髓鞘呈明暗相间的板层结构，是由施万细胞的细胞膜反复呈同心圆包绕轴索周围形成，在此过程中，施万细胞的细胞核和胞质被挤至髓鞘边缘形成神经膜。髓鞘的化学成分主要是髓磷脂和蛋白质，有绝缘作用，可防止神经冲动在传导中向外扩散。在HE染色中，髓磷脂中的类脂被溶解，仅见残留的网状蛋白质。

2. 中枢神经系统中，有髓神经纤维是由少突胶质细胞突起的末端扩展成扁平状包绕轴突而形成。一个少突胶质细胞有多个突起，可分别包绕多个轴突，其胞体位于神经纤维之

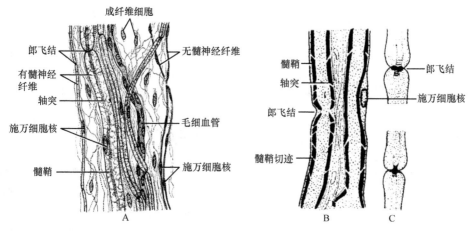

图 8-9　周围神经纤维模式图

间。中枢有髓神经纤维无神经膜。

神经纤维对神经冲动的传导是在轴膜上进行的，有髓神经纤维由于有髓鞘的绝缘作用，轴膜上的兴奋只能在郎飞结处呈跳跃式传导，故神经冲动传导速度快。

（二）无髓神经纤维（unmyelinated nerve fiber）

1. 周围神经系中，无髓神经纤维是由较细的轴突和包在其外的施万细胞构成。没有髓鞘和郎飞结。电镜下可见，单个轴突埋入施万细胞的胞膜和胞质凹陷形成的小沟内，一个施万细胞可包裹多个轴突。

2. 中枢神经系中，无髓神经纤维裸露，无任何鞘膜，有神经胶质细胞分隔，与有髓神经纤维混杂在一起。

无髓神经纤维无髓鞘和郎飞结，神经冲动沿轴膜连续传导，故其传导速度比有髓神经纤维慢。

周围神经系统中许多神经纤维聚集被结缔组织膜包裹形成神经（nerve），大多数神经中同时含有感觉、运动和自主神经纤维。在结构上，多数神经同时含有髓和无髓两种神经纤维成分。

包裹在神经表面的致密结缔组织膜称神经外膜；神经内部，神经纤维又被结缔组织分隔成大小不等的神经纤维束，包裹每束神经纤维的结缔组织膜，称神经束膜；神经束内每条神经纤维表面的一薄层疏松结缔组织膜，称神经内膜。

考点提示：
神经纤维根据其结构可分为哪两类？对神经冲动传导速度快的是哪一类？

神经纤维损伤后如何再生

周围部神经纤维与神经元胞体之间的联系如被切断，则神经纤维和神经元胞体均发生变性，远端 24 小时即逐渐断裂成短的节段，髓鞘也解体呈小滴状。但神经细胞不发生变性，甚至丧生，于是远端的神经纤维此时只留下一个由神经鞘膜构成的空管。而近端神经元胞体也发生尼氏体消失，细胞核移向细胞边缘，蛋白质含量下降等退行性变化。

及时将神经断端靠拢缝合，则神经元胞体的功能可逐渐恢复，近侧端的神经鞘膜细胞不断增殖并与远侧端神经鞘细胞空管相接吻合，轴索顺着新接通的管道长入远端神经鞘膜细胞围成的空管内并不断延伸，与此同时，神经髓鞘也相继形成，终致神经纤维全部再生。一旦轴索与神经末梢接拢，其传导功能即可恢复。

链接

四、神经末梢

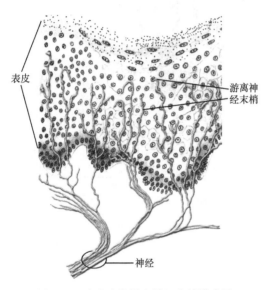

图 8-10　表皮内的游离神经末梢模式图

周围神经纤维的终末部分终于全身各组织、各器官形成神经末梢（nerve ending）。按功能可分为感觉神经末梢和运动神经末梢。

（一）感觉神经末梢

感觉神经末梢（sensory nerve ending）是感觉神经元周围突的终末部分，该终末与其他结构共同形成感受器。感受器能感受内、外环境的各种刺激，并将刺激转化为神经冲动，传向中枢，形成感觉。感觉神经末梢可分为游离神经末梢和有被囊神经末梢两类。

1. 游离神经末梢　神经纤维终末部分失去髓鞘，裸露的末段分成细支，分布于表皮、角膜、黏膜上皮及某些结缔组织内，感受痛觉和温度觉的刺激（图 8-10）。

2. 有被囊的神经末梢　末梢外面包裹有结缔组织被囊，常见有以下三种。

（1）触觉小体：分布于真皮乳头层内，以手指、足趾掌侧皮肤内居多。呈卵圆形，小体内有多层横行排列的扁平细胞，外包结缔组织被囊，有髓神经纤维进入小体时失去髓鞘，裸露的终末部分分支盘绕于扁平细胞之间，感受触觉（图 8-11）。

（2）环层小体：广泛分布于真皮网状层、皮下组织、胸膜和腹膜等处。体积较大，呈卵圆形或球形，外为结缔组织被囊，中央为一均质状的圆柱体，有髓神经纤维进入小体时失去髓鞘，裸露部分伸入圆柱体内，圆柱体周围是数层呈同心圆排列的扁平细胞，感受压觉和振动觉（图 8-11）。

（3）肌梭：是分布于骨骼肌内的梭形小体，外为结缔组织被

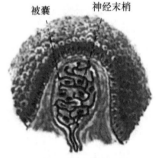

图 8-11　有被囊的感觉神经末梢

囊，囊内有几条细小的骨骼肌纤维称梭内肌。感觉神经纤维终末部分失去髓鞘进入肌梭，缠绕于梭内肌纤维（图 8-12）。肌梭是一种本体感受器，感觉肌纤维伸缩时的变化，在调节骨骼肌的活动中起重要作用。

（二）运动神经末梢

运动神经末梢（motor nerve ending）是运动神经元轴突的终末部分，分布于肌组织和腺体，支配肌的收缩和腺体的分泌。与其分布的组织共同构成效应器。按其分布和功能分为两种。

1. 躯体运动神经末梢　分布于骨骼肌。运动神经元轴突的末段失去髓鞘，裸露部分在骨骼肌纤维表面形成爪状分支，爪状分支末端再形成扣状膨大附着于肌膜上，称运动终

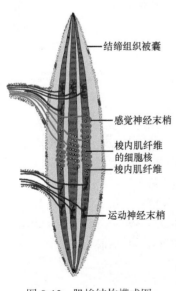

图 8-12　肌梭结构模式图

考点提示：
神经末梢的功能分别是什么？

考点提示：
感觉神经末梢的分类及各类的功能。

结缔组织被囊

感觉神经末梢

梭内肌纤维的细胞核

梭内肌纤维

运动神经末梢

表皮

游离神经末梢

神经

被囊　　神经末梢

板（motor end plate）或神经肌连接，属于突触的一种（图 8-13）。

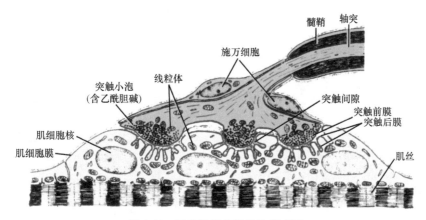

图 8-13　运动终板超微结构模式图

2. 内脏运动神经末梢　分布于平滑肌、心肌和腺体。神经纤维较细，无髓鞘，轴突末端分支常呈串珠样膨大，附着于平滑肌、心肌及腺上皮细胞的表面。

小　结

神经组织由神经细胞和神经胶质细胞组成。神经细胞又称神经元，是一类具有突起的细胞，细胞内除具有一般细胞器外，还有其特有的结构尼氏体和神经原纤维。突起包括树突和轴突，树突一个或多个，接受刺激；轴突一个，传出冲动。神经元按突起分为假单极神经元、双极神经元和多极神经元；按功能分为感觉神经元、运动神经元和联络神经元。神经元与神经元之间，或神经元与非神经元之间的连接部位称突触。电镜下化学突触分突触前成分、突触间隙、突触后成分三部分。神经胶质细胞：中枢神经系统内有星形胶质细胞、少突胶质细胞、小胶质细胞和室管膜细胞；周围神经系统内有施万细胞和卫星细胞。神经元的长突起和包裹在其外面的神经胶质细胞共同构成神经纤维，分为有髓神经纤维和无髓神经纤维。对神经冲动传导速度快的是有髓神经纤维。周围神经纤维的终末部分终于全身各组织、各器官形成神经末梢，按功能可分为感觉神经末梢和运动神经末梢。

目 标 检 测

一、A₁ 型题

1. 神经元胞体分布哪项错误（　　　）
    A. 大、小脑皮质　　　B. 脑干
    C. 脊髓灰质　　　D. 神经节
    E. 神经干

2. 神经元轴突内缺少的是（　　　）
    A. 神经丝　　　B. 滑面内质网
    C. 尼氏体　　　D. 微管
    E. 微丝

3. 按神经元功能分类的是（　　　）
    A. 感觉神经元　　　B. 多极神经元
    C. 双极神经元　　　D. 假单极神经元
    E. 胆碱能神经元

4. 运动终板分布于（　　　）
    A. 骨　　　B. 血管壁
    C. 平滑肌　　　D. 骨骼肌
    E. 心肌

5. 电镜下尼氏体的组成是（　　　）

A. 高尔基复合体

B. 粗面内质网和游离核糖体

C. 线粒体

D. 溶酶体

E. 滑面内质网和线粒体

6. 具有吞噬功能的神经胶质细胞是（　　）

 A. 星形胶质细胞 B. 少突胶质细胞

 C. 小胶质细胞   D. 施万细胞

 E. 卫星细胞

7. 感受痛觉的神经末梢是（　　）

 A. 游离神经末梢 B. 触觉小体

 C. 环层小体   D. 肌梭

 E. 运动终板

8. 形成周围神经系统有髓神经纤维的神经胶质
细胞是（　　）

 A. 星形胶质细胞 B. 少突胶质细胞

 C. 小胶质细胞   D. 施万细胞

 E. 卫星细胞

9. 关于突触的描述，哪项错误（　　）

 A. 是神经元与神经元之间，或神经元与非神
经元之间的连接部位

 B. 分电突触和化学突触，一般说的突触主要
指的是化学突触

 C. 电镜下，化学突触结构可分为突触前成
分、突触间隙、突触后成分三部分

 D. 突触间隙位于突触前膜和突触后膜之间

E. 突触前膜上有特异性的受体

10. 神经冲动的传导在神经纤维的哪种结构上进
行（　　）

 A. 轴膜   B. 轴质

 C. 微管   D. 微丝

 E. 神经丝

二、B_1 型题

（第11～15题共用备选答案）

 A. 少突胶质细胞 B. 触觉小体

 C. 星形胶质细胞 D. 小胶质细胞

 E. 假单极神经元

11. 参与血 - 脑屏障构成的是（　　）

12. 感受触觉的是（　　）

13. 中枢神经系统损伤时，可参与吞噬活动的是
（　　）

14. 形成中枢有髓神经纤维髓鞘的是（　　）

15. 位于脊神经节内的是（　　）

（第16～20题共用备选答案）

 A. 轴丘   B. 树突棘

 C. 朗飞结   D. 结间体

 E. 环层小体

16. 感受压觉和振动觉的是（　　）

17. 轴突的起始部呈圆锥状称（　　）

18. 有髓神经纤维传导神经冲动的部位是（　　）

19. 相邻两个朗飞结之间的一段神经纤维称（　　）

20. 树突表面的棘状突起称（　　）

第9章 循环系统

📖 学习目标

1. 毛细血管的结构、分类以及功能。
2. 中动脉的结构特点，归纳大、中、小动脉结构的异同特点。
3. 心壁的结构特点、功能，心的传导系统。
4. 静脉管壁的结构特点。

循环系统（circulatory system）是连续而封闭的管道系统，包括心血管系统和淋巴系统两部分。前者由心脏、动脉、毛细血管和静脉组成；后者则由毛细淋巴管、淋巴管、淋巴干、淋巴导管等组成。

心脏是循环系统的动力器官。动脉运送心脏搏出的血液到全身毛细血管，与组织细胞进行物质交换。根据动脉管径的粗细，可分为大、中、小和微动脉四种。毛细血管连接在微动脉与微静脉之间，是实现物质交换的重要结构。静脉是输送血液回心的血管；起端连于毛细血管，末端连至心房；根据管径粗细也可分为大、中、小、微静脉四级。

淋巴系统与静脉相连通，最终将淋巴液送入静脉血中，故淋巴系统是心血管系统中静脉部分的辅助回流管道。

心血管系统和淋巴系统的液体流注关系（图 9-1）。

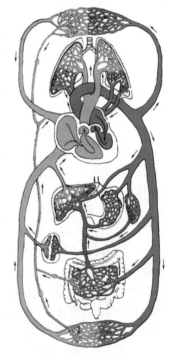

图 9-1　心血管系统与淋巴管系统的关系示意图

一、循环系统管壁的一般结构

循环系统除毛细血管和毛细淋巴管以外，其管壁结构一般可分为内膜、中膜和外膜三层（图 9-2）。

1. 内膜（tunica intima）　一般又可分为三层：即内皮、内皮下层和内弹性膜。内皮属于单层扁平上皮，细胞长轴多与血流方向一致，其游离面光滑，可减少液体流动时的阻力。内皮外侧为内皮下层，由结缔组织构成。内皮下层与中膜之间有内弹性膜，由弹性纤维构成，镜下折光性明显，常呈波浪状，可以作为内膜与中膜的分界。

2. 中膜（tunica media）　由肌组织（平滑肌或心肌）和结缔组织构成。

3. 外膜（tunica adventitia）　外膜由疏松结缔组织构成，在较大的血管，外膜还含有营养血管、淋巴管和神经等结构。有的血管与中膜交界处尚可分出一层外弹性膜。

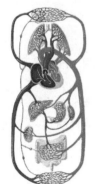

图 9-2　心脏及各级血管示意图

血管是连续的管道，由于各段血管的功能不同，其管壁的组成和分布形式也有所不同，有些血管还有血管瓣膜等附属结构。

二、循环系统各段管道的结构特点

（一）毛细血管

毛细血管（capillary）是微动脉的分支，管径最细，是分布最广的血管，分支吻合成网，在机体各器官、组织和细胞之间，行程迂曲，互相通连，血流缓慢，管壁薄，通透性高，总面积大，是体内实现物质交换的重要结构。

1. 毛细血管的结构　毛细血管平均直径 6～8μm，血窦较大，直径可达 40μm，毛细血管的管壁最薄，结构简单，主要由一层内皮细胞和基膜构成。

2. 毛细血管的分类

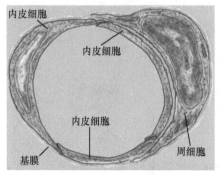

图 9-3　连续性毛细血管超微结构模式图

内皮细胞
内皮细胞
内皮细胞
基膜
周细胞

考点提示：试述电镜下毛细血管的分类、结构特点及其分布。

（1）连续毛细血管（continuous capillary）：广泛分布于肌组织、结缔组织、肺及中枢神经系统等器官内。其特点是内皮细胞借紧密连接形成一层连续性内皮，基膜完整。胞质内有许多吞饮小泡，其物质交换主要通过吞饮小泡的作用来完成（图 9-3）。

（2）有孔毛细血管（fenestrated capillary）：主要存在于胃肠黏膜、某些内分泌腺和肾小球等处。其特点是内皮细胞不含核的部分很薄，有许多贯穿胞质的内皮窗孔，一般有 4～6nm 的隔膜封闭。管壁通透性介于连续性毛细血管和血窦之间。其物质交换的功能主要通过内皮细胞的窗孔来完成。

（3）血窦（sinusoid）：又称窦状毛细血管，主要分布于肝、脾、骨髓及某些内分泌器官内。特点是腔大、形态不规则、内皮细胞间有较大的间隙。窦状毛细血管的物质交换是通过内皮细胞的间隙进行的。

（二）动脉

1. 大动脉（large artery）　是将血液引流出心脏的管径大于 10mm 的血管。管壁中有多层弹性膜和大量的弹性纤维，故又称弹性动脉。大动脉管壁结构特点（图 9-4）。

（1）内膜：内皮、内皮下层和内弹性膜完整，内弹性膜与中膜的弹性纤维相连续，内膜与中膜无明显分界。

（2）中膜：主要有 40～70 层弹性膜构成，每层由弹性纤维相连，期间还有环形平滑肌及少量胶原纤维和弹性纤维。大动脉具有很强的弹性，对维持血液连续均匀流动起重要作用。

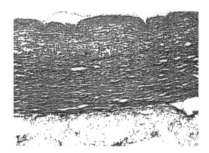

图 9-4　大动脉模式图

（3）外膜：较薄，无明显外弹性膜，由结缔组织构成，其间含有营养血管、淋巴管和神经等结构。

2. 中动脉　人体内除大动脉外，凡解剖学中有名称的、管径为 1～10mm 的动脉，均属中动脉，中动脉的三层结构分界清楚。中动脉管壁主要是平滑肌，故又称肌性动脉。

病例 9-1

　　患者，男性，55 岁。因头痛、头晕、头胀，伴耳鸣、眼花、心慌、乏力、失眠 1 年，近半月余加重来医院就诊。体格检查：潮红面容，易怒，神态清楚，体温 36.7℃，呼吸

18 次 / 分，脉搏 70 次 / 分，血压：180/120mmHg。使用药物治疗 3 天后好转。2 周后诸症状减轻，头晕、头痛消失，血压平稳，为 130/80mmHg。

初步诊断：原发性高血压。

思考：

1. 成年人的血压正常值是多少？

2. 中小动脉管壁平滑肌收缩如何调节血压？

3. 利用所学组织学知识解释高血压的症状。

（1）内膜：内膜位于管腔面，是三层膜中最薄的一层，表面是内皮；内膜下是很薄的内皮下层，与中膜交界处有一层内弹性膜。

（2）中膜：中膜较厚，主要有 10～40 层环形平滑肌组成，在平滑肌之间有少量弹性纤维和胶原纤维。平滑肌的舒缩可控制管径的大小，调节器官的血流量。

（3）外膜：外膜的厚度与中膜相近，由疏松结缔组织构成，多数中动脉的中膜与外膜交界处有明显的外弹性膜（图 9-5）。

考点提示：
中动脉的内膜组成依次。

3. 小动脉和微动脉

（1）小动脉（samll artery）：小动脉管径在 0.3～1mm，结构与中动脉相似，也属肌性动脉，较大的小动脉，内膜有明显的内弹性膜，中膜有几层平滑肌，外膜厚度与中膜相近，一般没有外弹性膜。管壁平滑肌舒缩时，可改变管径大小，对血流量及血压的调节起重要作用，故又称外周阻力血管（图 9-6）。

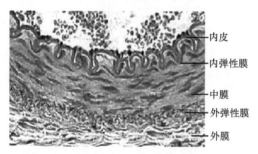

图 9-5 中动脉模式图

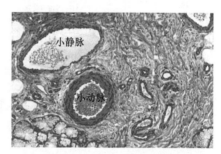

图 9-6 小动脉与小静脉模式图

（2）微动脉（arteriole）：微动脉管径在 0.3mm 以下，管壁仅有内皮及 1～2 层平滑肌构成，外膜很薄。

高 血 压

我国成年人安静状态下体循环动脉血压的正常值为收缩压 90～139mmHg，舒张压为 60～89mmHg。动脉血压的高低也可以随年龄、性别、肥胖程度、精神状态而有所差异。安静时，当动脉血压达到或高于 140/90mmHg 时称为高血压。

体内中、小动脉中膜内含有大量的平滑肌，收缩时可以降低血液在身体周围的循环量，使中心血量增加，从而升高血压。

长期高血压时，外周阻力增大，左心室工作负荷加重，久之，左心室代偿性肥大，出现心慌、心悸等症状；脑内细小动脉痉挛和硬化，局部组织缺血，毛细血管通透性增高，可引起脑水肿，故出现头痛、头晕、眼花等症状；视网膜中央动脉硬化，检眼镜可见血管

链接

迁曲，动静脉交叉有压迹。

高血压可分为原发性高血压也称高血压病。指病因不明的高血压，占绝大多数，约占 95%；另一种约占 5%，高血压是某种疾病的表现，称继发性高血压。原发性高血压是以体循环动脉血压持续升高为主要表现的独立性全身性疾病，近年来本病的发病率逐年上升。原发性高血压的病因可能有遗传因素、精神因素、膳食因素和体重因素等。高血压是动脉粥样硬化、脑中风及心力衰竭、肾衰竭的重要发病因素。

（三）静脉

与相应动脉相比，有如下特点（图 9-7）。

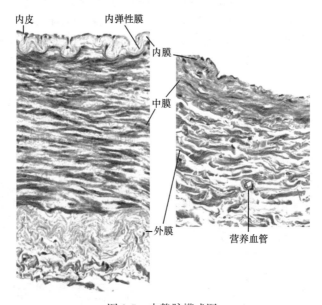

图 9-7　中静脉模式图

考点提示：
与伴行动脉
相比，静脉
结构特点如
何？

1. 静脉数目多，管腔大而不规则，管壁薄，弹性小，故静脉管壁常塌陷。
2. 静脉管壁内、外弹性膜不发达，故三层膜区别不明显。中膜薄，外膜厚。
3. 管径在 2mm 以上的静脉常有静脉瓣。静脉瓣由内膜向管内突出而形成，有防止血液逆流的作用。

三、心

（一）心壁的结构特点

心壁的三层结构分别与血管的三层结构相对应。由内向为外依次是心内膜、心肌膜和心外膜（图 9-8）。

1. 心内膜（endocardium）　是被覆于心腔内面的一层光滑的膜，由内皮、内皮下层和心内膜下层组成。内皮与出入心脏的大血管内皮相连续，内皮下层由结缔组织构成；心内膜下层有较疏松的结缔组织构成，含血管、神经等结构，在心室的心内膜下层有心脏传导系统的分支。

2. 心肌膜（myocardium）　构成心壁的主体，包括心室肌和心房肌两部分。心肌膜主

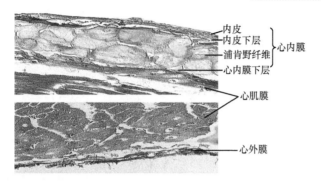

图 9-8 心壁结构

要有心肌纤维构成，其间夹有少量疏松结缔组织和丰富的毛细血管。心室的心肌膜比心房的厚，两者的肌纤维互不连续，分别附着在房室交界处的纤维环上。心肌纤维大致可分为内纵、中环和外斜三层。

3. 心外膜（epicardium） 心外膜属心包膜的脏层，其结构为浆膜。心外膜的表层是间皮，深层有少量的结缔组织，内有血管、神经等。

（二）心瓣膜

心瓣膜是心内膜向心腔内突出而形成的片状结构，附于纤维上。心瓣膜的功能是保证血液定向流动。

（三）心脏的传导系统

心壁内有特殊心肌纤维组成的传导系统，其功能是自发性发生冲动并传至心脏各部，使心房肌和心室肌按一定的节律收缩。包括：窦房结、房室结、房室束、左右房室束分支和浦肯野纤维。窦房结位于右心耳与上腔静脉交界处的心外膜深部，其余的部分均分布在心内膜下层，由结缔组织把它们和心肌膜隔开。组成心脏传导系统的心肌纤维有以下三型细胞。

病例 9-2

患者，女，58 岁。心悸、头晕、眼花、心动过速及过缓，因阵发性心悸、晕厥 1 个月余入院，近一个月来经常心悸，脉搏快达 180 次 / 分左右，持续 3～5 分钟又渐渐变慢，仅 40～50 次 / 分，期间晕厥两次。描记心电图有 "窦性静止、阵发性室上性心动过速"，安置埋藏式心室起搏器，其后症状消失出院。

初步诊断：病态窦房结综合征。

思考：

1. 心律不齐的原因是什么？

2. 心律不齐的发病症状有哪些？

3. 心脏传导系统与心律不齐的关系。

---

1. 起搏细胞（pacemaker cell） 位于窦房结和房室结的中心部位，细胞较小，呈梭形或多边形。胞质内细胞器较少，但含糖原较多。生理学的研究证明，这些细胞是心肌兴奋的起搏点。

2. 移行细胞（transitional cell） 结细胞主要存在于窦房结和房室结的周边及房室束，起传导冲动的作用。结细胞的结构特点介于起搏细胞和心肌纤维之间，比心肌纤维细而短，胞质内含肌原纤维较起搏细胞略多。

3. 浦肯野纤维（Purkinje fiber） 又称束细胞。位于心室的心内膜下层，它们组成房室

考点提示：
心肌兴奋的起搏点是什么？

考点提示：
心脏传导系统的组成、分布如何？

束及其分支。这种细胞比心肌纤维短而宽，细胞中央有1～2个核。胞质中有丰富的线粒体和糖原，肌原纤维较少，位于细胞周边。细胞彼此间有较发达的闰盘相连。房室束分支的末端与心室肌纤维相连，将冲动传到心室各处。

（四）心脏的功能

心是血液循环的动力器官，它收纳由静脉回心的血液，同时又把血液射入动脉，从而推动血液循环。

病例 9-2 分析

在心脏的传导系统中，窦房结和浦肯野细胞都是自律细胞，具有自动节律性、传导性、兴奋性和收缩性等生理特性。这个系统中的某一结构或功能发生异常就会导致心律失常。

心律失常是指各种原因引起心脏内冲动的形成和传导发生异常，并使心脏活动的频率和节律紊乱的病理现象。其病因为：冠心病、风心病、高心病、肺心病以及电解质紊乱、内分泌失调等。诱发因素有精神紧张、大量吸烟、饮酒、喝浓茶或咖啡、过度失眠等。正常人也可以出现，为良性心律失常。其分类很多如窦性心律失常、异位心律、冲动传导异常等。

四、微 循 环

考点提示：
解释微循环。

微循环是指体内微动脉与微静脉之间的血液循环。它是血液循环的基本功能单位，功能是实现物质交换。

小 结

循环系统由心血管系统和淋巴系统构成，心血管系统包括心脏、动脉、毛细血管和静脉，其管壁结构可分为内膜、中膜和外膜。

心脏的内膜由内皮、内皮下层和心内膜下层构成，中膜又称心肌膜，主要有心肌构成，心外膜的结构为浆膜。毛细血管的管壁极薄，由内皮、基膜和薄层结缔组织构成，根据内皮细胞的特点可将其分为连续毛细血管、有孔毛细血管和血窦三部分。动脉根据管径的大小可分为大、中、小和微动脉四种，结构见表 9-1。

表 9-1　动脉结构

名称	大动脉	中动脉	小动脉	微动脉
别名	弹性动脉	肌性动脉	肌性动脉	
管径	>10mm	1～10mm	0.3～1mm	<0.3mm
内膜内皮	有	有	有	有
内皮下层	薄，为结缔组织	薄，为结缔组织	极薄	无
内弹性膜	发达，与中膜无明显分界	明显，在切片中常呈波纹状	明显	不明显
中膜	主要为40～70层有孔弹性膜	主要为10～40层环行平滑肌	3～9层平滑肌	1～2层平滑肌
外膜	较薄，结缔组织构成，有营养血管、神经等。	稍薄，结缔组织构成，外弹性膜明显，有营养血管、神经等。	薄，少量结缔组织，营养血管为毛细血管	很薄，少血管

目 标 检 测

A_1 型题

1. 称为弹性动脉的血管是（　　）
   A. 大动脉　　　　　　B. 中动脉
   C. 小动脉　　　　　　D. 微动脉

2. 静脉与伴行动脉相比，其结构特点是（　　）
   A. 管腔大，管壁薄，平滑肌较多
   B. 管腔大，管壁薄，结缔组织较多
   C. 管腔大，管壁厚，结缔组织较少
   D. 管腔大，管壁薄，结缔组织较少

3. 构成血管通透性屏障的结构是（　　）
   A. 内皮细胞　　　　　B. 内皮细胞和基膜
   C. 内皮下层　　　　　D. 内弹性膜

4. 心肌兴奋的起搏点是（　　）
   A. 交感神经节　　　　B. 副交感神经节
   C. 窦房结　　　　　　D. 房室结

5. 构成心瓣膜的结构是（　　）
   A. 内皮和弹性膜
   B. 内皮和弹性纤维
   C. 内皮和疏松结缔组织
   D. 内皮和致密结缔组织

6. 心脏传导系统的构成是（　　）
   A. 窦房结

B. 窦房结和房室结

C. 窦房结、房室结和左、右室束分支

D. 窦房结、房室结、房室束、左右房室束分支及其终末分支

7. 关于静脉与伴行动脉比较，下列哪项是错误的（　　）
   A. 数量相对较少　　　B. 管径较粗
   C. 管腔较大　　　　　D. 管壁易塌陷

8. 电镜下毛细血管可分为（　　）
   A. 连续毛细血管，有孔毛细血管和血窦
   B. 连续毛细血管，有孔毛细血管和真毛细血管
   C. 连续毛细血管，有孔毛细血管和直捷通路
   D. 连续毛细血管，小血管和真毛细血管

9. 中动脉的内膜组成依次为（　　）
   A. 内皮、内皮下层、内弹性膜
   B. 内皮、内膜下层、内弹性膜
   C. 内皮、内弹性膜、内膜下层
   D. 内皮、内皮下层、内膜下层

10. 循环管道的三层结构中，变化最大的是（　　）
    A. 内皮　　　　　　　B. 内皮和基膜
    C. 内皮下层　　　　　D. 中膜和外膜

第10章　免疫系统

📖 **学习目标**

1. 免疫系统的组成。
2. 淋巴细胞的分类与功能，淋巴组织存在的形式及功能。
3. 胸腺、骨髓、淋巴结和脾的结构特点及功能。
4. 单核－吞噬细胞系统。
5. 扁桃体的基本结构特点及功能。

考点提示：
免疫系统组成。

免疫是机体对抗原物质产生的一种生物学反应，机体对抗原物质的识别、自身活化、增殖、分化，产生效应物质发挥免疫效应的全过程，称免疫应答。将执行免疫功能的组织结构称为免疫系统（immune system）。免疫系统由免疫细胞、淋巴组织、免疫器官组成（图10-1）。免疫系统和其他系统一样，也受神经－内分泌系统的调节。

免疫系统 ⎰ 免疫细胞（淋巴细胞、浆细胞、巨噬细胞）
　　　　　⎨ 淋巴组织（弥散淋巴组织、淋巴小结、淋巴索）
　　　　　⎱ 免疫器官（胸腺、骨髓、淋巴结、脾、扁桃体）

图 10-1　免疫系统组成示意图

免疫系统与器官移植

　　用健康的组织器官代替病变器官而重建其正常的生理功能，长期以来一直是临床医生追求的目标。但由于同种异体移植物总是在移植后一周左右开始排斥，因此，器官移植一直都不能成功。由于移植排斥的机制不清，临床器官移植几乎很长时间几乎处于停顿状态。器官移植学的真正突破是从理论上阐明了移植排斥的免疫学本质。20世纪40年代初期，英国动物学家Medawar用家兔进行的一系列皮肤移植的实验研究证明，器官移植排斥在本质上是受体的免疫系统对供体组织器官的免疫应答。从而揭开了移植免疫学研究的新领域，并为临床器官移植的实践奠定了基础。

　　免疫系统的主要功能：①免疫防御：识别和清除侵入机体的微生物、异体细胞或大分子物质（抗原）。②免疫监视：监视表面抗原发生变化的细胞（肿瘤细胞和病毒感染的细胞等）③免疫稳定：识别和清除机体衰老死亡细胞，维持机体内部的稳定性。

考点提示：
免疫细胞的
分类及各类
免疫细胞的
功能。

一、免疫细胞

　　参与免疫应答的细胞主要有两大类，即淋巴细胞和巨噬细胞。淋巴细胞是免疫系统的核心部分，是参与特异性免疫应答的主细胞。巨噬细胞具有捕获抗原的能力，也称为抗原呈递细胞。此外，粒白细胞、肥大细胞、红细胞等在一些免疫应答中也具有一定的功能。

（一）淋巴细胞

　　淋巴细胞是种类繁多、分工极细、功能各异的一个复杂的细胞群体。主要来源于骨髓的淋巴干细胞。

淋巴细胞依据表面标志、形态结构和功能表现的不同，一般将淋巴细胞分为三类（图 10-2）

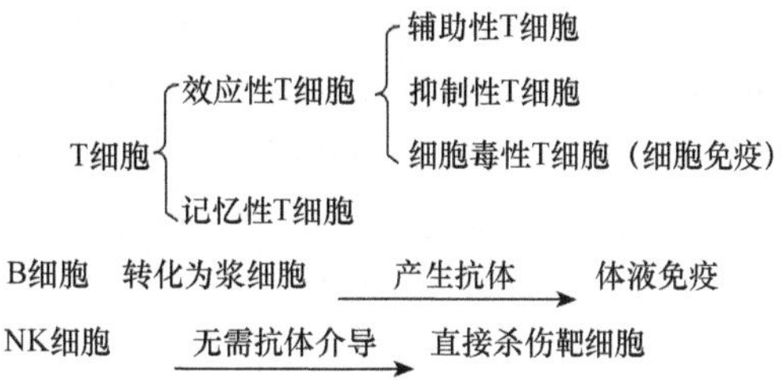

T细胞 → 效应性T细胞 → 辅助性T细胞／抑制性T细胞／细胞毒性T细胞（细胞免疫）

T细胞 → 记忆性T细胞

B细胞　转化为浆细胞　→产生抗体→　体液免疫

NK细胞　无需抗体介导　→　直接杀伤靶细胞

图 10-2　淋巴细胞分类示意图

1. T细胞　又称胸腺依赖细胞，胸腺产生的初始 T 细胞进入周围淋巴器官或淋巴组织后，保持静息状态。一旦接触抗原呈递细胞呈递的、与其抗原受体相匹配的抗原肽，即转化为代谢活跃的大淋巴细胞，然后增殖分化。大部分为行使免疫功能的效应 T 细胞，小部分回复静息状态，称记忆性 T 细胞。T 细胞一般可分为三个亚群：①辅助性 T 细胞（helper T cell）：能识别抗原，分泌多种淋巴因子，它既能辅助 B 细胞产生体液免疫应答，又能辅助 T 细胞产生细胞免疫应答，是扩大免疫应答的主要成分。②抑制性 T 细胞（suppressor T cell）：能分泌的抑制因子可减弱或抑制免疫应答。它的免疫学特点是免疫无反应性和免疫抑制性，可以通过下调机体的免疫应答维持对自身和非自身抗原的免疫耐受，其数量和功能异常往往导致自身免疫性疾病。③细胞毒性 T 细胞（cytotoxic T cell）：在抗原的刺激下可增殖形成大量效应性 T 细胞，能特异性的杀伤靶细胞，是细胞免疫应答的主要成分。

2. B细胞　又称骨髓依赖细胞，初始 B 细胞离开骨髓，遇到与其抗原受体相匹配的抗原后，无需抗原呈递细胞中介，即可在在周围淋巴器官或淋巴组织中转化为大淋巴细胞，增殖分化成大量的效应 B 细胞（亦称浆细胞）和小部分记忆 B 细胞。浆细胞分泌抗体，从而清除相应的抗原，此为体液免疫应答。

3. NK细胞　又称自然杀伤性淋巴细胞，它不需要抗体的存在，也不需要抗原的刺激即能杀伤靶细胞，如肿瘤细胞和病毒感染细胞。另外 NK 细胞还具有免疫调节作用，能产生多种细胞因子，通过这些细胞因子发挥免疫调节作用，以增强机体的抗感染和抗肿瘤的作用。

艾滋病病毒破坏免疫系统机制查明

由多国科学家组成的研究小组表示，他们发现了艾滋病病毒通过向 T 细胞"弹射"分子开关，并关闭 T 细胞免疫功能的机制。同时，试管中的实验表明，他们能以阻断分子开关通道的方法重新恢复 T 细胞的功能。据介绍，科研小组对艾滋病病毒携带者的血样进行实验发现，采用抗体阻断血液细胞 PD-1 通道，可以极大的提高艾滋病病毒特异性 CD8 细胞针对病毒抗原而增生扩散的能力，以及提高 CD8 细胞中 γ- 干扰素的数量。同时，阻断 PD-1 通道还能促进病毒特异性 CD-4 细胞的增殖，这表明曾被关闭的 T 细胞恢复到了正常的状态。小组带头人、帕特瑞斯艾滋病研究中心主任布鲁斯·沃克表示，由于阻断 PD-1 分子开关通道的药物目前已经存在，因此可以很快让新药进入临床试验。然而，他同时警告说，这些药物可能会引起十分严重的副作用，如导致人体免疫系统攻击自身身体的自体免疫反应。

（二）浆细胞

浆细胞的形态结构特点见结缔组织部分。

（三）巨噬细胞与单核 - 吞噬细胞系统

单核 - 吞噬细胞系统是指分散在人体各处具有活跃吞噬及防御能力的细胞系统。单核吞噬细胞系统具有多种功能：①吞噬杀伤作用：可杀伤多种病原微生物，是参与机体非特异性免疫防御作用的重要免疫细胞之一，并且能非特异识别和清除体内衰老的自身细胞，维持自身平衡和稳定。②抗原呈递作用：抗原只有通过抗原呈递细胞的处理以后才能使 T 细胞活化介导细胞免疫应答。③抗肿瘤作用：单核 - 吞噬细胞系统被某些因子活化后能有效杀伤肿瘤细胞。④分泌效应：单核 - 吞噬细胞系统可以分泌多种生物活性介质。

二、淋 巴 组 织

含有大量淋巴细胞的组织称为淋巴组织，是免疫应答的场所，一般将淋巴组织分为三种：

考点提示：
胸腺的结构
与功能，淋
巴结的结构
与功能，脾
的结构与功
能。

1. 弥散淋巴组织（diffuse lymphoid tissue）　弥散淋巴组织以网状细胞和网状纤维为支架，网眼中充满大量淋巴细胞及一些浆细胞、巨噬细胞和肥大细胞等。淋巴细胞无明显的境界，主要有 T 细胞和少量的 B 细胞。弥散淋巴组织是 T 细胞分裂、分化的部位。弥散淋巴组织中常见毛细血管后微静脉，它是淋巴细胞从血液进入淋巴组织的重要通道。

2. 淋巴小结（lymphoid nodule）　又称淋巴滤泡，呈椭圆形小体，边界清楚，含有大量 B 细胞和一定量的辅助性 T 细胞、滤泡树突细胞、巨噬细胞等。淋巴小结受抗原刺激后增大，产生生发中心（germinal center）。根据存在形式，淋巴小结又可分为孤立淋巴小结和集合淋巴小结。

三、淋 巴 器 官

考点提示：
人类中枢淋
巴器官指的
是什么器
官？

淋巴器官是以淋巴组织为主构成的器官，依据结构和功能的不同分两类。①中枢淋巴器官：包括胸腺和骨髓，它们是淋巴细胞早期分化的场所。中枢淋巴器官不受抗原刺激的直接影响。②周围淋巴器官：如淋巴结、脾和扁桃体，它们在胚胎时期已开始生长，但在出生后数月才逐渐发育完善。中枢淋巴器官不断地将淋巴细胞输入周围淋巴器官。周围淋巴器官是进行免疫应答的主要场所。

（一）胸腺

胸腺位于胸骨后方，胸腔纵隔上部。胸腺在幼儿期较大，进入青春期以后逐渐缩小，到了老年期胸腺实质大多被脂肪组织代替。尽管成人胸腺退变，它仍然保持免疫潜能。

1. 胸腺的结构　胸腺分为左右两叶，外有薄层结缔组织被膜，结缔组织伸入胸腺内部形成小叶间隔，把胸腺实质分割成许多胸腺小叶（图 10-3）。每一小叶又可分为周边的皮质和中央的髓质。皮质内胸腺细胞密集，着色深；髓质内胸腺细胞较疏，着色较浅。各小叶的

考点提示：
胸腺的特征
性结构是什
么？

髓质　皮质

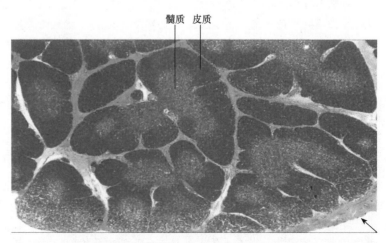

图 10-3　胸腺（低倍）

髓质相互连接。胸腺为 T 细胞的发育提供了特殊的微环境。

（1）皮质（cortex）由上皮性网状细胞和网眼中大量密集的胸腺细胞、巨噬细胞等构成。上皮性网状细胞多呈星形，有突起，相邻上皮细胞的突起以桥粒连接成网，主要分泌胸腺素和胸腺生成素，是胸腺细胞发育所必需的。

胸腺细胞（thymocete）：即在胸腺内发育的早期 T 细胞，主要分布在胸腺皮质内，占胸腺淋巴细胞总数的 85%～90%。淋巴干细胞进入胸腺后，先发育为早期胸腺细胞，体积较大，数量较少。只有少量的 T 细胞发育成熟并从毛细血管后微静脉进入血液循环，迁移到全身各处的淋巴组织和免疫器官的胸腺依赖区。

（2）髓质（medulla）：细胞成分与皮质相同，但上皮性网状细胞多而分布密集，胸腺细胞较少而分布稀疏，属小淋巴细胞，故髓质染色较皮质浅淡。髓质内常见胸腺小体，呈圆形或卵圆形，大小不等，由数层至数十层呈同心圆排列的扁平上皮性网状细胞组成，是胸腺结构的重要特征。胸腺小体的主要功能是刺激胸腺 DC 的成熟，后者能诱导胸腺内调节性 T 细胞的增殖和分化（图 10-4）。

血－胸腺屏障：腺皮质的毛细血管及其周围的结构，具有屏障作用，称为血－胸腺屏障（blood-thymus barrier）。它由下列数层构成：①连续性毛细血管内皮。②完整的内皮基膜。③血管周隙，其中含有巨噬细胞。④上皮性网状细胞的基膜。⑤一层连续的上皮性网状细胞。

血－胸腺屏障能阻止血液中大分子抗原物质进入胸腺皮质内，从而保证皮质中的淋巴细胞能在相对稳定的微环境中发育成熟（图 10-5）。

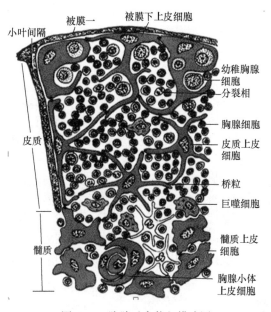

图 10-4　胸腺（高倍）模式图

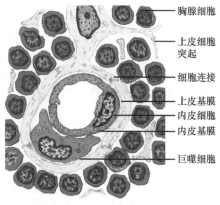

图 10-5　血－胸腺屏障模式图

2. 胸腺的功能

（1）分泌激素：能分泌胸腺素和胸腺生成素，这些激素对 T 细胞增殖和发育成熟起重要作用。

（2）培育 T 细胞：胸腺是 T 细胞培育成熟的主要部位。

（二）骨髓

骨髓位于骨髓腔内，是人类 B 细胞分化发育成熟的场所，是体液免疫应答的场所，也是各类血细胞和免疫细胞的发源地。

1. 骨髓的结构   骨髓位于骨髓腔内，由造血组织和血窦构成。造血组织主要由骨髓基质细胞和造血细胞构成。

2. 骨髓的功能   骨髓内有大量的造血干细胞，造血干细胞具有分化成不同血细胞的能力，故被称为多能造血干细胞。骨髓基质细胞和其产生的多种细胞因子构成造血干细胞的分化微环境。骨髓造血干细胞首先分化为髓系祖细胞和淋巴系祖细胞。髓系祖细胞最终发育为粒细胞、单核细胞、红细胞、血小板。淋巴祖细胞一部分经血迁入胸腺，发育成为成熟 T 细胞和自然杀伤细胞（NK 细胞）；另一部分则在骨髓内继续分化为 B 细胞，然后经血液循环迁至外周免疫器官。骨髓也是再次免疫应答的场所，所产生的抗体是血清抗体的主要来源。骨髓功能缺陷可导致体液免疫和细胞免疫均缺陷。

病例 10-1

患者，男性，5 岁。因颈部肿物来院检查。体检：消瘦，颈部两侧可触及数个花生米大小的淋巴结，轻度粘连，稍有压痛。血液检查：红细胞 $5×10^{12}$/L，白细胞总数 $9×10^9$/L：中性粒细胞 0.30，嗜酸性粒细胞 0.02，淋巴细胞 0.60，单核细胞 0.08。结核菌素试验：强阳性。

初步诊断：颈淋巴结核；建议胸部透视。

请思考以下问题：

1. 淋巴结作为免疫器官，在免疫过程中起什么作用？

2. 初步诊断为颈淋巴结核，还有什么证据？

3. 为何建议进一步做胸部透视？

（三）淋巴结

淋巴结呈卵圆形，一侧稍有凹陷称为门，有 1~2 条淋巴管从门穿出，称为淋巴输出管；淋巴结凸侧有多条输入淋巴管经被膜进入其内，称为淋巴输入管；淋巴输出管可以再进入另一个淋巴结，也可汇入较大的淋巴管。淋巴结是过滤淋巴液的器官，也是机体最重要的免疫器官。

1. 淋巴结的结构   淋巴结表面有结缔组织构成的被膜。被膜结缔组织深入淋巴结内，形成小梁，小梁相互连接成网，构成淋巴结的支架，淋巴结的实质由淋巴组织构成，可分为皮质和髓质两部分。

（1）皮质：位于被膜下方，由浅层皮质、副皮质区和皮质淋巴窦组成（图 10-6）。

淋巴小结位于皮质浅层，由密集的淋巴细胞形成球状结构，是 B 细胞增殖的场所。淋

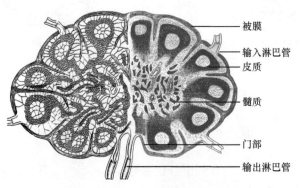

图 10-6   淋巴结结构模式图

巴小结受抗原刺激后，在其中央部分出现浅色区，称生发中心。生发中心的 B 淋巴细胞能分裂、分化产生新的 B 淋巴细胞。这些细胞弱嗜碱性，染色质稀疏，故着色浅。

弥散淋巴组织位于皮质深层，主要由胸腺迁来的 T 细胞构成，故称胸腺依赖区或副皮质区。在副皮质区可见毛细血管后微静脉，是血液中淋巴细胞进入胸腺依赖区的门户。

皮质淋巴窦位于被膜的深面和小梁周围，主要为被膜下淋巴窦。在被膜侧有数条输入淋巴管通入被膜下淋巴窦。窦壁由内皮细胞组成。淋巴窦内附有许多巨噬细胞，淋巴液在淋巴窦内流动缓慢，有利于巨噬细胞清除异物。

（2）髓质：位于淋巴结深部，由髓索和髓窦组成。髓索由密集的淋巴组织构成，互相连接成网，其内主要含 B 细胞及一些 T 细胞、浆细胞、巨噬细胞等。在髓索与髓窦之间，髓索与小梁之间的空隙即是髓窦，其结构与皮质淋巴窦相似，但较宽大，腔内巨噬细胞较多，有较强的滤过功能。流入髓窦的淋巴液，最后汇入输出淋巴管。

2. 淋巴结的主要功能

（1）滤过淋巴液：当大分子抗原物质、细菌等流入淋巴窦后，由于流速缓慢，在淋巴窦内的巨噬细胞便能将这些抗原物质及细菌及时吞噬，从而起到滤过淋巴液的作用。

（2）进行免疫应答：病菌等抗原物质进入淋巴结，首先被巨噬细胞吞噬、处理。处理后的抗原物质能激活 B 细胞并使其转化为浆细胞，产生抗体，行使体液免疫功能；被处理的抗原物质也可激活 T 细胞，形成效应性 T 细胞，行使细胞免疫功能。所以淋巴结是重要的免疫器官。

（3）T 细胞和 B 细胞定居的场所：淋巴结是成熟 T 细胞和 B 细胞定居的主要部位。其中，T 细胞占淋巴结内淋巴细胞总数的 75%，B 细胞占 25%。

（4）参与淋巴细胞再循环：淋巴细胞在血液、淋巴液、淋巴器官和组织间反复循环的过程称为淋巴细胞再循环。淋巴细胞再循环使淋巴细胞有更多的机会与抗原和抗原呈递细胞接触，淋巴组织不断从循环中补充新的淋巴细胞，以增强机体的免疫功能。

体表淋巴结肿大的原因

（1）淋巴结炎：由所属部位的某些急慢性炎症引起。如化脓性扁桃体炎、牙龈炎可引起颈部淋巴结肿大。一般初肿时柔软，有压痛、表现光滑、无粘连，肿大到一定程度即止；慢性时则较硬，当炎症消散后仍可逐渐缩小或消退。

（2）淋巴结结核：常发生在颈浅淋巴结，大小不等，可互相粘连或与周围组织粘连，压痛不明显，如内部发生干酪性坏死，则可触到波动。晚期破溃后形成瘘管，愈合后可形成瘢痕。

（3）恶性肿瘤转移：转移淋巴结质地坚硬，有橡皮样感，一般无压痛。胸部肿瘤和肺癌可向右侧锁骨上窝或腋部淋巴结转移，胃癌多向左侧锁骨上窝淋巴结转移。

（4）淋巴系统肿瘤：恶性淋巴瘤，其特点是淋巴结肿胀的部位可以遍及全身，大小不等，无粘连，活动度较好。

（四）脾

脾是人体最大的周围免疫器官，位于血液循环的通路上，有滤过血液和免疫应答等功能。脾在胚胎时是造血器官，自骨髓开始造血后，脾演变成人体最大的淋巴器官。

1. 脾的结构　脾被膜由一层较厚的致密结缔组织构成，表面覆有间皮，被膜结缔组织深入实质形成网状支架，称为小梁。脾的实质不分皮质和髓质，而分成白髓、红髓和边缘区三部分，脾内只有血窦没有淋巴窦。

（1）白髓（white pulp）：由密集淋巴组织组成，包括动脉周围淋巴鞘和淋巴小结两部分。动脉周围淋巴鞘有中央动脉穿行其中，主要是 T 细胞，属脾的胸腺依赖区。淋巴结又称脾小结，位于动脉周围淋巴鞘的一侧，结构与淋巴结的淋巴小结相同，主要由大量 B 细胞构成。

（2）红髓（red pulp）：占脾实质的三分之二，由脾索（splenic cord）和脾窦（splenic sinus）组成，因含有大量红细胞，所以呈红色。脾索主要是 B 细胞，互相连接成网。脾窦为血窦，位于脾索间。窦壁内皮细胞呈杆状，细胞之间有裂隙，基膜不完整，有利于血细胞自由地进出。

（3）边缘区（marginal zone）：位于白髓和红髓交界处，含有 T 细胞、B 细胞、巨噬细胞及少量的血细胞。边缘区内有一些微小动脉直接开口于此，所以它是淋巴细胞从血液进入淋巴组织的重要通道，也是脾接触抗原并引起免疫应答的重要部位。

2. 脾的功能

（1）滤血：体内约 90% 的循环血液要流经脾，脾内的巨噬细胞和树突状细胞可吞噬和清除血液中的病原体和衰老死亡的血细胞从而发挥过滤作用。

（2）造血：胚胎早期脾有造血功能，出生后，脾的主要功能是产生淋巴细胞，但其内仍含有少量造血干细胞，在机体严重缺血或某些病理状态下，脾可以恢复造血功能。

（3）储血：脾可储存大约 40ml 的血液，当机体需要血时，脾可借平滑肌的收缩，将其中储存的血液输入血循环，脾随即缩小。

（4）参与免疫应答：脾内的淋巴细胞有 55% 的 B 细胞、40% 的 T 细胞，其余为 K 细胞、NK 细胞及少量干细胞。受抗原刺激时，可产生相应的免疫应答。脾是体内产生抗体最多的器官。

（五）扁桃体

扁桃体包括舌扁桃体、咽扁桃体、腭扁桃体等。在呼吸道和消化道的交会处组成咽淋巴环，它们的结构基本相同，其特点是在复层扁平上皮下固有层内含有大量淋巴组织。

扁桃体属机体第一道防线，是一个容易接受抗原刺激的周围免疫器官，可引起局部免疫应答，对机体有重要的防御、保护作用。同时也容易遭受病菌侵袭，常常引起炎症。

小　　结

免疫系统是机体保护自身的防御型结构，它主要由免疫细胞、淋巴组织和免疫器官组成。

免疫细胞包括淋巴细胞（T 细胞、B 细胞、K 细胞、NK 细胞）、浆细胞、巨噬细胞与单核－吞噬细胞系统构成，它的主要功能是参与免疫应答。淋巴组织包括弥散淋巴组织、淋巴小结和淋巴索构成。免疫器官主要由胸腺、骨髓、淋巴结、脾和扁桃体构成。胸腺实质由胸腺小叶构成，每一小叶由皮质和髓质组成，主要由分泌激素和培育 T 细胞的功能；骨髓是人类 B 细胞分化发育成熟的场所，也是各类血细胞和免疫细胞的发源地。淋巴结实质分皮质和髓质，皮质由浅层皮质、副皮质区和皮质淋巴窦组成，髓质有髓索和髓窦组成，它的主要功能是滤过淋巴液和进行免疫应答；脾实质不分皮质和髓质，而分为白髓、红髓和边缘区三部分，主要功能是滤血、造血、储血和参与免疫应答；扁桃体是机体的第一道防线，它可引起局部免疫反应。

目 标 检 测

A₁ 型题

1. 胸腺的特征性结构是（ ）
   A. 胸腺细胞　　　　　　B. 上皮性网状细胞
   C. 胸腺小体　　　　　　D. 巨噬细胞

2. 淋巴结内 T 细胞的聚集区是（ ）
   A. 淋巴小结生发中心　　B. 淋巴小结
   C. 副皮质区　　　　　　D. 髓质淋巴窦

3. 在人类中枢淋巴器官包括（ ）
   A. 胸腺、淋巴结和脾　　B. 胸腺及淋巴结
   C. 胸腺及脾　　　　　　D. 胸腺及骨髓

4. 组成红髓的结构是（ ）
   A. 脾索和边缘区　　　　B. 边缘区和脾血窦
   C. 脾血窦和脾小体　　　D. 脾索和脾窦

5. 关于周围淋巴器官的叙述，下列哪项是错误的（ ）
   A. 出生时已发育完善
   B. 是免疫应答场所
   C. 主要由网状组织和淋巴细胞构成

D. 抗原刺激后体积增大

6. B 细胞成熟的场所是（ ）
   A. 胸腺　　　　　　　　B. 骨髓
   C. 脾脏　　　　　　　　D. 淋巴结

7. 胸腺发育不良，导致哪种细胞产生不足（ ）
   A. B 细胞　　　　　　　B. T 细胞
   C. 单核细胞　　　　　　D. Nk 细胞

8. 关于淋巴结副皮质区的描述，正确的是（ ）
   A. 在髓质浅部，主要含 B 细胞
   B. 在髓质深部，主要含 T 细胞
   C. 在皮质浅部，主要含 B 细胞
   D. 在皮质深部，主要含 T 细胞

9. 关于胸腺的描述，错误的是（ ）
   A. 上皮细胞构成支架，并有分泌功能
   B. 功能为分泌胸腺素和胸腺生成素，培育 T 细胞
   C. 髓质内有胸腺小体
   D. 含淋巴小结

第11章 消 化 管

📖 **学习目标**

1. 消化管壁的一般结构。
2. 胃黏膜的结构特点、胃底腺的结构及对应的功能。
3. 与小肠功能相对应的小肠壁的结构。
4. 大肠各段的结构特点。

人体内，有这样一个神奇美妙的公园，它的入口有两扇洁白的大门（牙齿），它可能是您见过的最硬的大门噢，进门去，徜徉在九曲十八弯的管道内，有坦途，但更多的是此起彼伏的险阻，而最蔚为壮观的要算随处可见的涌泉了，比起泉城的七十二泉来，它们更加妙不可言。这套管道便是消化管，而埋伏在管壁内和管壁外的涌泉自然就是消化腺了，消化系统正是由消化管和消化腺组成的，下面就让我们一起走进这座神奇的消化系统"公园"，借助显微镜揭开消化系统组织结构的神秘面纱吧！

一、消化管壁的一般结构

消化管壁（除口腔与咽）就像直径由小到大的四个套管依次相套，自内向外均分为黏膜层、黏膜下层、肌层与外膜四层（图 11-1）。

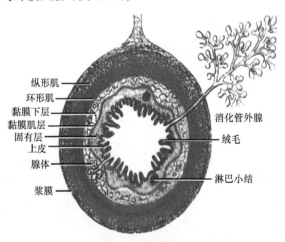

纵形肌
环形肌
黏膜下层
黏膜肌层
固有层
上皮
腺体
浆膜

消化管外腺
绒毛
淋巴小结

图 11-1　消化管壁一般结构模式图

神奇的消化管

消化管中神奇之处无处不在。牙不仅是体内最坚硬的器官，其咬力也相当了得，美国的理查德·霍夫曼竭尽"牙力"将咬力器死命一咬，显示屏上 442.25 千克的数字神奇地滞

链接

留了2秒钟。胃是容积最大的器官之一，成年人可达3000ml呢，不仅如此，胃还能分泌体内最"酸"的液体－胃液，其pH为0.9～1.5，而且消化管壁内有20多种内分泌细胞，其数量之多，分布范围之广，堪称人体内分泌系统之最。另外，成年人小肠长达5～7米，内表面积达200～400m²，比一般的礼堂还要大。多么神奇的消化管呀，让我们快快走近它吧！

链接

（一）黏膜（mucosa）

自内而外依次分为上皮、固有层和黏膜肌层三层，是消化管各段结构差异最大、功能最重要的部分。

考点提示：消化管壁上皮配布及功能。

1. 上皮　消化管两端（口腔、咽、食管、肛门）为复层扁平上皮，主要起保护作用，其余为单层柱状上皮，以消化吸收功能为主。上皮与管壁内腺体细胞移行相连，故管壁内腺体多直接或间接开口于消化管。

2. 固有层　（lamma propria）为疏松结缔组织，细胞成分较多，纤维较细密，内含丰富的毛细血管和毛细淋巴管。胃肠固有层内富含腺体和淋巴组织，与消化管吸收功能密切相关。

3. 黏膜肌层　（muscularis mucosa）为薄层环形平滑肌，其收缩可促进固有层内的腺体分泌物排出和血液运行，有利于物质吸收和转运。

（二）黏膜下层

黏膜下层（submucosa）为较致密的结缔组织，含小动脉、小静脉、淋巴管和黏膜下神经丛。在食管及十二指肠的黏膜下层内分别有食管腺和十二指肠腺。黏膜下层中还有黏膜下神经丛，由多极神经元与无髓神经纤维构成，可调节黏膜肌的收缩和腺体分泌。食管、胃和小肠等部位的黏膜与黏膜下层共同向管腔内突起，形成皱襞（plica）。

（三）肌层

食管上段与肛门处的肌层为骨骼肌，食管中段平滑肌、骨骼肌混合存在，下段为平滑肌，其余各部均为平滑肌。肌层一般分为内环行、外纵行两层，其间有肌间神经丛，调节肌层的运动。

（四）外膜

考点提示：消化管壁分为哪几层？

外膜：纤维膜分布于食管和大肠末段，由薄层结缔组织构成；浆膜由薄层结缔组织与间皮共同构成，主要分布于胃肠道。

二、口 腔 与 咽

（一）口腔黏膜的一般结构

口腔黏膜只有两层，上皮和固有层，上皮为复层扁平上皮，固有层内富含毛细血管和感觉神经末梢的结缔组织突向上皮形成乳头。固有层下连骨骼肌或骨膜。

（二）舌

舌由表面的黏膜和深部的舌肌组成。舌内肌由纵行、横行及垂直走行的骨骼肌纤维束交织构成。收缩可使舌变短、变窄和变薄，进而改变舌的形状。黏膜由复层扁平上皮与固有层组成，舌下黏膜上皮菲薄，通透性好，是口内吸收能力最强的部位。舌背部黏膜形成许多乳头状隆起，称舌乳头（lingual papillae），主要有三种：

1. 丝状乳头　数量最多，呈丝绒状，遍布于舌背。乳头浅层上皮细胞角化脱落，外观白色，称舌苔。

2. 菌状乳头　数量较少，多位于舌尖与舌缘，呈菌落状，散在于丝状乳头之间。乳头内有味蕾。

3. 轮廓乳头　有 10 余个，位于舌界沟前方。形体较大，顶部平坦，乳头周围的黏膜凹陷形成环沟，沟两侧的上皮内有较多味蕾。

味蕾为卵圆形小体，成人约有 3000 个，主要分布于菌状乳头和轮廓乳头，少数散在于软腭、会厌及咽等部上皮内。在 HE 染色切片上可见味蕾由三种细胞构成，长梭形的暗细胞和明细胞以及味蕾深部锥形的基细胞（图 11-2），前两种细胞基底面与味觉神经末梢形成突触。而基细胞属未分化细胞，首先分化为暗细胞，再成熟为明细胞。味蕾是味觉感受器。想想看，您哪几个部位的味觉最敏感，用舌尖辨五味的道理是否豁然开朗了呢?

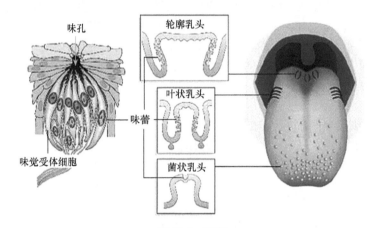

图 11-2　味蕾

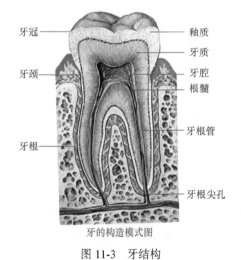

牙的构造模式图

图 11-3　牙结构

（三）牙

牙由牙本质、釉质、牙骨质三种钙化的硬组织和牙髓软组织构成。牙根周围尚有牙周膜、牙龈等牙周组织（图 11-3）。

1. 牙本质　（dentin）如果把牙比作一座建筑，牙本质就是这座建筑物的主体，构成牙的轮廓。牙本质主要由牙本质小管与间质构成。牙本质对冷、酸和机械刺激极其敏感，可引起酸、痛的感觉。由龋齿表现可见一斑。

2. 釉质　（enamel）相当于包在牙冠部的牙本质表面的一层硬壳，其中无机物约占 96%，是体内最坚硬的结构。釉质由釉柱和极少量的间质构成。釉柱呈棱柱状，主要成分为羟基磷灰石结晶。它可是人体内最坚硬的物质噢，肩负着咀嚼食物"急先锋"的角色。

3. 牙骨质　（cementum）犹如包在牙根部牙本质外面的硬质皮靴，只是因其组成及结构与骨组织非常相似，可称得上名副其实的顾名而知结构了。

4. 牙髓　（dental pulp）为疏松结缔组织，内含自牙根孔进入的血管、淋巴管和神经纤维，对牙本质和釉质具有营养作用。想想看，牙的上述结构与骨的构造有哪些异同?

5. 牙周膜（peridental membrane）是位于牙根与牙槽骨间的致密结缔组织，内含较粗的胶原纤维束，其一端进入牙骨质，另一端伸入牙槽骨，将两者牢固连接。

6. 牙龈 （gingiva）是由复层扁平上皮及固有层组成的黏膜，点缀在牙颈周围。因牙龈内富含血管，其颜色和受损易出血的特点便不言自喻了。

（四）咽

咽壁的结构有以下 3 层：

1. 黏膜 由上皮和固有层组成。口咽表面覆以未角化的复层扁平上皮，鼻咽和喉咽主要为假复层纤毛柱状上皮。固有层的结缔组织内有丰富的淋巴组织及黏液腺或混合腺。

2. 肌层 由内纵行与外斜或环行的骨骼肌组成。

3. 外膜 外膜为纤维膜。

三、食 管

食管的管壁有四层典型结构（图 11-4）。各层结构的特殊性表现为：

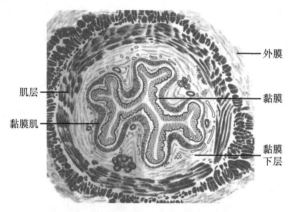

图 11-4 食管壁的一般结构（横切）

1. 黏膜 上皮为复层扁平上皮，食管下端的复层扁平上皮与胃贲门部的单层柱状上皮骤然相接，是食管癌的易发部位。

试想，人体内还有哪些结构移行处是病变的好发部位，是否是一种规律？您能探究出原因来吗？

2. 黏膜下层 结缔组织中含较多黏液性的食管腺，其导管穿过黏膜开口于食管腔。

3. 肌层 分内环行与外纵行两层。

4. 外膜 外膜为纤维膜。

四、胃

病例 11-1

患者，男，62 岁。有酗酒史 22 年，间歇性剑下疼痛、反酸、食欲差 12 年。1 年前除夕夜饱食并饮酒后，到医院检查上消化道钡剂示胃窦部"龛影"。因酒后急性上腹疼痛并转移性右下腹痛来诊，查病人 WBC11×10⁹ 个 /L，板状腹。

初步诊断：胃溃疡并发胃穿孔。

思考：

1. 试述胃液的产生种类及作用。

2. 请根据学过的知识，归纳诱发此病的原因及好发部位的组织学演变过程。

（一）黏膜

胃空虚时腔面可见许多纵行皱襞，充盈时皱襞几乎消失。黏膜表面有约 350 万个不规则的小孔，称胃小凹。每个胃小凹底部与 3～5 条腺体通连（图 11-5）。

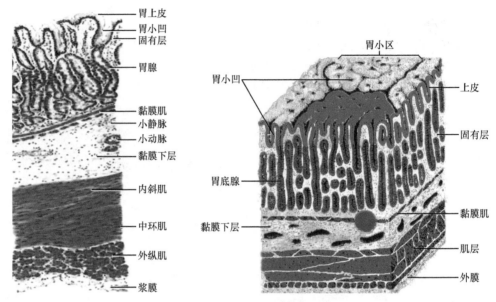

图 11-5　胃底和胃体结构模式图

1. 上皮　为单层柱状，主要由表面黏液细胞组成。细胞核椭圆形位于基底部；顶部胞质充满黏原颗粒，在 HE 染色切片上着色浅淡以至透明；细胞间有紧密连接。此细胞分泌含高浓度碳酸氢根的不可溶性黏液，覆盖于上皮表面，与细胞间紧密连结一起构成胃黏膜屏障，对胃壁有保护作用。

2. 固有层　含大量管状的胃腺，这些腺体很像形状各异的深水井，井壁由形态、功能各异的花砖（细胞）砌成，只不过是这些花砖有不停地产生分泌物的功能。根据所在部位和结构的不同，胃腺又分为胃底腺、贲门腺和幽门腺。腺之间及胃小凹之间有少量结缔组织。

（1）胃底腺 （fundic gland）：又称泌酸腺（oxymtic gland），分布于胃底和胃体部，约有 1500 万条，是胃黏膜中最重要的腺体。胃底腺呈分支管状，可分为峡、颈、底三部，胃底腺由主细胞、颈黏液细胞、干细胞和内分泌细胞组成，接近贲门部的腺中主细胞多，毗邻幽门部的胃底腺中壁细胞多（图 11-6）。

主细胞（chief cell）又称胃酶细胞（zymogenic cell），数量最多，主要分布于腺底部。细胞呈柱状，核圆形，位于基部；胞质基部呈强嗜碱性，顶部充满酶原颗粒，主细胞分泌胃蛋白酶原。

壁细胞（parietal cell）又称泌酸细胞（oxyntic cell），在峡、颈部较多。此细胞体积大，多呈圆锥形。核圆而深染，居中，可有双核；胞质呈均质而明显的嗜酸性。壁细胞的主要功能是

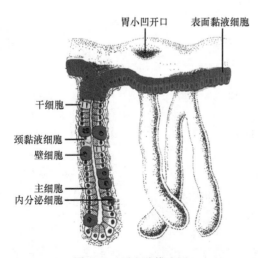

图 11-6　胃底腺模式图

合成盐酸。盐酸（也称胃酸）能激活胃蛋白酶原，使之转变为胃蛋白酶，并为其活性提供所需的酸性环境，以对食物蛋白质进行初步分解；盐酸还有杀菌作用。另外，人的壁细胞尚分泌内因子，内因子与食物中的维生素 B_{12} 结合成复合物，促进回肠吸收维生素 B_{12} 入血，内因子缺乏，维生素 B_{12} 吸收障碍，可出现恶性贫血。

颈黏液细胞：较小，位于胃底腺颈部，呈楔形夹在其他细胞之间。其分泌物为可溶性的酸性黏液。

考点提示：
胃底腺的细胞及对应功能。

干细胞：存在于从胃底腺颈部至胃小凹深部一带，有增殖分化成其他胃底腺细胞的功能。

内分泌细胞：分泌的组胺和生长抑素，调控壁细胞功能。

（2）贲门腺：分布于近贲门处宽 1～3cm 的区域，为黏液腺。

（3）幽门腺：分布于幽门部宽 4～5cm 的区域，亦为黏液腺。内有很多 G 细胞，产生胃泌素，可刺激壁细胞分泌盐酸，还能促进胃肠黏膜细胞增殖，使黏膜增厚。

3. 黏膜肌层　由内环行与外纵行两薄层平滑肌组成。

（二）黏膜下层

为较致密的结缔组织，内含较大的血管、淋巴管和神经，还可见成群的脂肪细胞。

（三）肌层

肌层较厚，一般由内斜行、中环行和外纵行三层平滑肌构成。环行肌在贲门和幽门部增厚，分别形成贲门括约肌和幽门括约肌。它们犹如贲门、幽门处预置的大量环形橡皮筋，靠它们的舒缩调节食物出入胃的速度。

消化管中的"危险地段"

食管下端的复层扁平上皮与胃贲门的单层柱状上皮骤然相接，是食管癌的易发部位；胃窦和胃小弯侧胃壁上皮可发生肠上皮化生，出现本不该存在的杯状细胞，成为使直肠成为大肠癌的易发部位。

因此，我们把食管下段、胃窦部和胃小弯侧胃壁及大肠中的直肠段称为消化管中的"危险地段"。

该存在的杯状细胞，成为胃癌的易发部位；直肠与大便的长期接触，使直肠成为大肠癌的易发部位。因此，我们把食管下段、胃窦部和胃小弯侧胃壁及大肠中的直肠段称为消化管中的"危险地段"。

链接

（四）外膜

外膜为浆膜。

五、小　肠

小肠是消化管中最长的一段，对缓缓而来的形形色色的美味佳肴，进行一番去粗取精、去伪存真、由大化小的"深加工"（消化），通过其广大的内表面积（成人 200～400m²），摄取了其中的绝大部分精华后（吸收），将剩余部分推给大肠，因此，小肠是消化吸收的最重要的场所。那么，小肠中哪些结构与消化吸收功能相适应呢？

（一）黏膜

1. 环行皱襞　由黏膜下层，黏膜共同凸向腔面而形成，距幽门约 5cm 处开始出现，在十二指肠末段和空肠头段最发达，向下逐渐减少、变矮，至回肠中段以下基本消失。

最精彩的板块

　　进入小肠，你才进入到消化管最精彩绝伦的部分，它就像是美轮美奂的海底世界，这里不仅有随处可见的"层峦叠嶂"（皱襞），密密麻麻的"山丘"（绒毛），郁郁葱葱的"植被"（微绒毛）；更有汩汩外溢的"涌泉"（肠腺），它们一方面增加了吸收面积，另一方面还产生了大量消化液，使小肠变成了消化吸收最重要的场所。

　　2. 肠绒毛　由黏膜的上皮和固有层向肠腔突起而成，长 0.5～1.5mm，形状不一。环行皱襞和绒毛使小肠内表面积扩大 20～30 倍。

　　3. 上皮与微绒毛　小肠内的上皮以柱状细胞为主，小肠上皮于绒毛根部与固有层内小肠腺上皮相延续，并形成肠腺于肠腔的开口。绒毛部及小肠腺上皮种类及结构对应功能见表 11-1。

表 11-1　绒毛部及小肠腺上皮种类及结构对应功能

部位	细胞种类及特殊结构特点	功能
绒毛部	吸收细胞：微绒毛及细胞衣	消化吸收的主要部位，参与分泌性免疫球蛋白的释放，分泌肠致活酶
	杯状细胞	分泌黏液
	内分泌细胞	分泌激素促进碱性胆汁、胰液，中和胃酸
小肠腺	吸收细胞	消化吸收的主要部位参与分泌性免疫球蛋白的释放，分泌肠致活酶
	杯状细胞	分泌黏液
	内分泌细胞	分泌激素促进碱性胆汁、胰液，中和胃酸
	潘氏细胞：胞质内含粗大嗜酸性颗粒，为小肠腺特征性细胞	分泌的防御素、溶葡酶有杀灭肠道微生物作用
	干细胞	增殖分化以补充以上四类细胞

考点提示：
吸收细胞的主要功能及小肠腺的细胞种类。

考点提示：
扩大小肠表面积的结构有哪些？

考点提示：
小肠消化吸收的重要结构有哪些？

　　由此可见，环状皱襞、绒毛、微绒毛，使小肠内表面积扩大 600～900 倍，成人增至 200～400m²，这些结构增加了小肠的吸收面积，不仅如此，因微绒毛游离面细胞衣内存在着大量消化酶及细胞质内发达的细胞器参与脂类吸收与转运，细胞表面的细胞衣成了消化吸收的主要部位。

　　4. 固有层与肠腺　在细密的结缔组织中有大量开口于肠腔的小肠腺，小肠腺的细胞包括吸收细胞、杯状细胞、少量内分泌细胞、潘氏细胞（Paneth cell）和干细胞。绒毛中轴的固有层结缔组织内有 1～2 条纵行毛细淋巴管，称中央乳糜管（central lacteal），它以盲端起始于绒毛顶部，管腔大，无基膜，内皮细胞间隙宽，故通透性大，一些大分子物质，如乳糜微粒进入此管。此管周围有丰富的有孔毛细血管，肠上皮吸收的氨基酸、单糖等水溶性物质主要经此入血。绒毛内还有少量平滑肌细胞，其收缩使绒毛变短，利于淋巴和血液运行。

　　5. 黏膜肌层　由内环行和外纵行两薄层平滑肌组成。

　　（二）黏膜下层

　　在较致密的结缔组织中有较多血管和淋巴管。十二指肠的黏膜下层内有大量十二指肠腺，为复管泡状黏液腺，其导管穿过黏膜肌开口于小肠腺底部（图 11-7）。此腺分泌黏稠的碱性黏液（pH8.2～9.3），保护十二指肠免受胃酸侵蚀。

（三）肌层

由内环行和外纵行两层平滑肌组成。

（四）外膜

除部分十二指肠壁为纤维膜外，余均为浆膜。

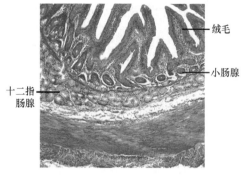

图 11-7　十二指肠（横切）

六、大　　肠

大肠又分为盲肠、阑尾、结肠、直肠和肛管，有人把大肠看作默默无闻的"奉献者"，也有人把它看作消化系统的"垃圾筒"，筒的下端配备有一个非常精巧的"闸门"（肛门括约肌），肩负着确保大肠内"垃圾"（大便）不能随时随地外漏的神圣使命。大肠是食物在消化管内旅游的最后阶段，主要功能是吸收水分和电解质，将食物残渣形成粪便。

（一）盲肠、结肠与直肠

这三部分大肠的组织学结构基本相同（图 11-8）。

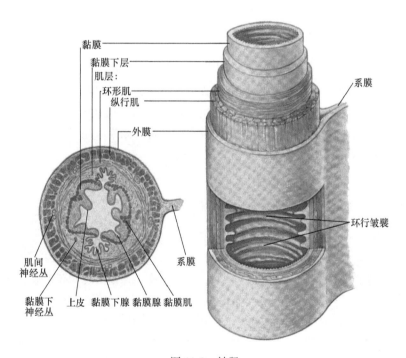

图 11-8　结肠

1. 黏膜　无绒毛；有半月形皱襞，在直肠下段有三个横行的皱襞（直肠横襞）。上皮为单层柱状，由吸收细胞和杯状细胞组成。固有层内有稠密的大肠腺，内无潘氏细胞。分泌黏液、保护黏膜是大肠腺的重要功能。

2. 黏膜下层　为结缔组织，内有小动脉、小静脉和淋巴管及成群脂肪细胞。

3. 肌层　由内环行和外纵行两层平滑肌组成。内环行肌节段性局部增厚，形成结肠袋；外纵行肌局部增厚形成三条结肠带。

4. 外膜　盲肠、横结肠、乙状结肠为浆膜；升结肠与降结肠的前壁为浆膜，后壁为纤维膜；直肠上 1/3 段的大部、中 1/3 段的前壁为浆膜，余为纤维膜。外膜结缔组织中常有脂肪细胞聚集构成的肠脂垂。

（二）阑尾

阑尾的管腔小而不规则，肠腺短而少，无绒毛。固有层内有极丰富的淋巴组织，大量淋巴小结可连续成层，并突入黏膜下层。

（三）肛管

在齿状线以上的肛管黏膜结构和直肠相似，齿状线处，单层柱状上皮骤变为轻度角化的复层扁平上皮，肠腺和黏膜肌消失。白线以下为和皮肤相同的角化复层扁平上皮，固有层中出现了环肛腺（大汗腺）和丰富的皮脂腺。肛管黏膜下层的结缔组织中有密集的静脉丛，如静脉淤血扩张则形成痔。肌层由两层平滑肌构成，其内环行肌增厚形成肛门内括约肌。近肛门处，外纵行肌周围有骨骼肌形成的肛门外括约肌。

七、消化管的淋巴组织

作为与皮肤一样直面外界环境的消化管道，肩负着对抗消灭"入侵外敌"（病原微生物等）的重任，那么，消化管上的"御敌军团"就应该是淋巴组织了，它的兵力配布是怎样的呢？消化管的淋巴组织包括咽、回肠、阑尾等处黏膜内的淋巴小结，固有层中弥散分部的淋巴细胞、浆细胞、巨噬细胞、间质树突状细胞。它们在消化管内病原微生物的刺激下，通过产生并向消化管腔分泌免疫球蛋白作为免疫应答的形式。

八、胃肠的内分泌细胞

胃肠的上皮及腺体中散布着四十余种内分泌细胞，其中以胃幽门部和十二指肠上段为多。总量约为 3×10^9 个，比内分泌腺腺细胞的总和还要多。从某种意义上说，胃肠应是体内最大、最复杂的内分泌器官，它们分泌的激素统称胃肠激素，主要协调胃肠道自身的消化吸收功能，同时也参与调节其他器官的生理活动。

> **病例 11-1 提示**
>
> 1 和 2 从胃壁结构中找答案。
> 3．长期饮食不节，酗酒，诱发胃酸分泌过多，胃黏膜屏障遭破坏，致使胃组织自我消化，引起以返酸、剑突下疼痛为主要症状，以胃黏膜的局部炎症为组织学变化的胃炎，就像胃内黏膜受到了"小虫子的噬咬"一样；久之，会引起局部炎症伴黏膜、黏膜下层、肌层、外膜等组织缺损，诱发胃炎、胃溃疡、胃穿孔、胃癌等。加之胃窦部产酸的腺细胞密集，接触胃液时间长、数量大，使"胃窦部"成为"胃病"的重灾区。

小   结

消化管是从口腔至肛门的连续性管道，自上而下分为口腔、咽、食管、胃、小肠和大肠，各段的管壁结构既有共同的分层规律，又各有与功能相适应的结构特点。口腔内有用来切割食物的牙，搅拌食物并产生味觉的舌，鼻、口与咽交界处有咽淋巴环，食管三段中肌层的不同成分，胃黏膜固有层中的胃底腺，小肠的皱襞、绒毛和微绒毛，阑尾固有层内丰富的淋巴组织都是各段固有的结构特点。

目标检测

一、A₁型题

1. 消化道管壁分为哪几层（　　　）
   A. 内膜、中膜、外膜
   B. 内膜、中膜、浆膜
   C. 内膜、中膜、纤维膜
   D. 内皮、肌层、纤维膜
   E. 黏膜、黏膜下层、肌层、外膜

2. 不含味蕾的舌乳头是（　　　）
   A. 菌状乳头　　　　　B. 轮廓乳头
   C. 丝状乳头　　　　　D. 叶状乳头
   E. 菌状乳头和轮廓乳头

3. 以下关于胃黏膜上皮的描述中，哪一项错误
   （　　　）
   A. 为单层柱状上皮
   B. 含少量杯状细胞
   C. 细胞顶部含大量黏原颗粒
   D. HE 染色的标本中着色较淡
   E. 上皮细胞可分泌黏液

4. 胃底的主细胞可分泌（　　　）
   A. 盐酸　　　　　　　B. 胃蛋白酶原
   C. 胃蛋白酶　　　　　D. 内因子
   E. 维生素 B₁

5. 内因子是由以下哪一种细胞所分泌（　　　）
   A. 胃腺的主细胞
   B. 胃腺的颈黏液细胞
   C. 胃腺的壁细胞
   D. 胃腺的内分泌细胞
   E. 胃表面黏液细胞

6. 小肠绒毛表面的上皮为（　　　）
   A. 单层扁平上皮
   B. 单层立方上皮
   C. 单层柱状上皮
   D. 假复层纤毛柱状上皮
   E. 复层扁平上皮

7. 下列哪一项结构与扩大小肠的表面积无关
   （　　　）
   A. 绒毛　　　　　　　B. 微绒毛
   C. 小肠腺　　　　　　D. 柱状细胞
   E. 环形皱襞

8. 以下哪一个器官的黏膜上皮内不含杯状细胞
   （　　　）
   A. 胃　　　　　　　　B. 空肠
   C. 回肠　　　　　　　D. 结肠
   E. 十二指肠

二、A₂型题

患者，男，62 岁。有酗酒史 22 年，间歇性剑下疼痛、反酸、食欲差 12 年。1 年前除夕夜饱食并饮酒后，到医院检查上消化道钡餐示胃窦部"龛影"。因酒后急性上腹疼痛并转移性右下腹痛来诊，查病人 WBC11×10⁹ 个 /L，板状腹。

初步诊断：胃溃疡并发胃穿孔。

9. 胃溃疡的好发部位（　　　）
   A. 胃底部　　　　　　B. 胃体部
   C. 贲门部　　　　　　D. 幽门管
   E. 幽门窦

第12章 消化腺

📖 **学习目标**

1. 唾液腺的一般结构和大唾液腺的特点。
2. 胰腺腺泡的特点和功能。
3. 肝小叶的各结构。
4. 肝门管区的概念。
5. 肝内血液循环的途径。

消化腺（digestive gland）有大、小两种类型。大消化腺是指三对大唾液腺、胰腺和肝；小消化腺分布于消化管各段的管壁内，它们分泌各种酶分解消化从外界摄取来的食物。

一、唾 液 腺

唾液腺有大小之分，大唾液腺有腮腺、下颌下腺、舌下腺3对，独立存在，它们分泌的唾液经导管进入口腔。小的唾液腺位于口唇、颊、腭的黏膜内。

（一）唾液腺的一般结构

唾液腺为复管泡状腺，外被结缔组织被膜，腺实质分为许多小叶，由分支的导管及末端的腺泡组成。间质为行走于小叶间的结缔组织。腺泡分浆液性、黏液性和混合性三类。导管通常按由细到粗逐级汇合的顺序可分为闰管、分泌管、小叶间导管和总导管等部分。

（二）三种大唾液腺的特点

1. 腺 为纯浆液性腺，闰管长，分泌管较短。分泌物含大量唾液淀粉酶。

2. 颌下腺 为混合性腺，浆液性腺泡多，黏液性和混合性腺泡少，闰管短而不明显，分泌管发达。分泌物含少量唾液淀粉酶和大量黏液。

3. 下腺 为混合性腺，以黏液性腺泡为主，也多见混合性腺泡，无闰管，分泌管不明显。分泌物以黏液为主。

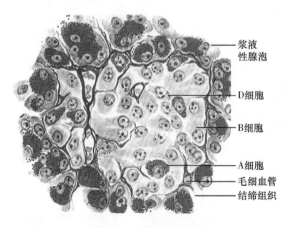

图 12-1 胰腺的结构

二、胰 腺

胰腺表面覆以薄层结缔组织被膜，结缔组织伸入胰腺实质将其分隔为许多小叶。胰腺实质由外分泌部和内分泌部（胰岛）组成（图 12-1）。

（一）外分泌部

胰腺外分泌部为复管泡状腺，具有浆液性腺的结构特征，由腺泡和导管组成。

1. 腺泡 腺细胞呈锥体形，核圆，位于细胞基底部。基部胞质嗜碱性强，含丰富的粗面内质网和发达的高尔基复合体。顶部胞质含嗜酸性酶原颗粒，为胰酶前身，它分泌多种消化酶，如胰蛋白酶原、胰糜蛋白酶原、胰淀粉酶、胰脂肪酶等，分别消化食物中的各种营养成分。

2. 导管　腺泡腔面有体积小、着色浅呈扁平或立方形的细胞称泡心细胞，由此细胞延伸入闰管的起始部。胰液经闰管、小叶内导管、小叶间导管汇合成胰管，贯穿胰腺全长，最后与胆总管汇合，开口于十二指肠大乳头。

（二）内分泌部

胰的内分泌部又称胰岛（pancreas islet）。胰岛是由分泌细胞组成的球形细胞团，分布于腺泡之间，大小不一，分布不均，犹如散在于胰内的众多"小岛"。在 HE 染色中，胰岛细胞着色浅淡，极易鉴别。成人胰腺约有 100 万个胰岛，胰岛大小不等，直径 75～500μm，小的仅由 10 多个细胞组成，大的有数百个细胞。胰岛细胞呈团索状排列，索间有丰富的有孔毛细血管。人胰岛主要有 A、B、D、PP 四种细胞，HE 染色切片中不易区分，近年来多用电镜和免疫细胞化学法显示和研究。

1. A 细胞　约占胰岛细胞总数的 20%，细胞体积较大，多位于胰岛周边部。细胞质内分泌颗粒较大。分泌胰高血糖素（glucagon），能促进肝细胞的糖原分解为葡萄糖，并抑制糖原合成，使血糖升高。

1 型糖尿病

1 型糖尿病又称胰岛素依赖性糖尿病，是一种由 T 细胞介导的以免疫性胰岛炎和选择性胰岛 B 细胞损伤为特征的自身免疫性疾病，因胰岛中的 B 细胞受损，细胞数量减少，胰岛素分泌不足，导致肝细胞、脂肪细胞吸收血糖、合成糖原等功能不足，引起尿糖增加，产生糖尿病。目前认为 1 型糖尿病是在遗传缺陷的基础上的一种自身免疫性疾病，主要是由病毒感染诱发形成的。

考点提示：
胰岛内分泌胰岛素的细胞是什么？

2. B 细胞　约占胰岛细胞总数的 75%，主要位于胰岛的中央部。细胞质分泌颗粒大小不等。B 细胞分泌胰岛素（insulin），主要促进肝细胞、脂肪细胞等细胞吸收血液内的葡萄糖，合成糖原或转化为脂肪储存，使血糖浓度降低。胰岛素和胰高血糖素的协同作用能保持血糖水平处于动态平衡。

3. D 细胞　占胰岛细胞总数的 3%～5%，散在分布于 A、B 细胞之间。细胞质内也有分泌颗粒。D 细胞分泌生长抑素（somatostatin），抑制 A、B 细胞的分泌，起调节作用。

4. PP 细胞　数量很少，主要位于胰岛的周边部，细胞质内也有分泌颗粒，分泌胰多肽，具有抑制胃肠运动、胰液分泌以及胆囊收缩的作用。另外还有 D_1 细胞和 G 细胞等。

由上可见，虽然胰腺的自身重量才 88～98g，但其分泌物中包含的成分最复杂，作用也最全面，因此说，胰是消化"功劳"最大的消化腺。同时胰腺的内分泌部具有分泌激素的功能，主要调节血糖的浓度。

三、肝

病例 12-1

患者，女，45 岁。乙型肝炎病史 20 年，今因便血 5 天入院。查病人肝上界下移，下界上移，脐周静脉曲张，腹水，脾大，下肢水肿，血浆总蛋白：21g/L，白蛋白 8g/L，A/G 为 1/2。

初步诊断：肝硬化

请思考下列问题：

1. 肝小叶的正常组织结构。

2. 讨论引起该病症状体征的原因。

3. 发病的器官同正常器官相比有哪些组织学变化？

肝是人体最大的消化腺，可分泌胆汁，对脂肪和脂溶性物质的消化、吸收有重要作用。肝更重要的功能是参与机体的物质代谢，合成多种蛋白质和脂类，并参与多种物质的储存、转化和分解。

考点提示：
肝基本结构
与功能单位
是什么？

肝表面覆以致密结缔组织被膜，大部分由浆膜覆盖。肝门处的结缔组织随门静脉、肝动脉和肝管的分支伸入肝实质，将实质分成许多肝小叶（图 12-2）。

（一）肝小叶（hepatic lobule）

考点提示：
肝小叶的结
构如何？

肝小叶是肝的基本结构和功能单位，呈多角形棱柱体，成人肝约有 100 万个肝小叶。每个肝小叶中央有一条中央静脉贯穿，肝板、肝血窦、窦周隙及胆小管以中央静脉为中轴，组成肝小叶的复杂构型（图 12-3）。

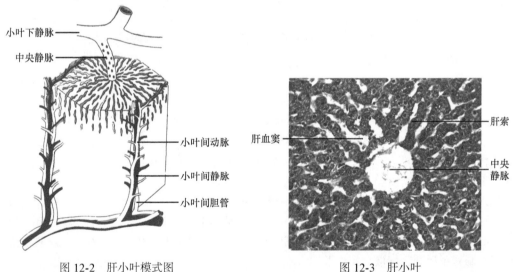

小叶下静脉
中央静脉
小叶间动脉
小叶间静脉
小叶间胆管

肝血窦
肝索
中央静脉

图 12-2   肝小叶模式图   图 12-3   肝小叶

1. 中央静脉（central vein）   中央静脉是位于肝小叶中央纵行的管道，有许多肝血窦的开口，故管壁不完整，由内皮和少量的结缔组织组成。

2. 肝板（hepatic plate）   肝细胞单层以中央静脉为中心向四周放射状排列成凹凸不平的板状结构，称肝板。肝板之间为肝血窦，相邻肝板吻合成网，其切片上肝板的断面呈索状，称肝索（hepatic cord）。

肝细胞（hepatocyte）   肝细胞呈多面体形，每个肝细胞有三种类型的功能面，即血窦面、胆小管面和肝细胞连接面（图 12-4）。肝细胞之间有胆小管。

肝细胞体积大，核圆居中。部分肝细胞有双核，有的细胞核较大，常是多倍体核。一般认

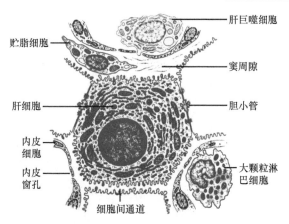

图 12-4　肝细胞与胆小管、肝血窦、窦间隙的关系

考点提示：
肝细胞粗、
滑面内质网
的功能是什
么？

为双核肝细胞或多倍体肝细胞的功能较活跃。电镜下，胞质内各种细胞器丰富。粗面内质网：成群分布，能合成多种重要的血浆蛋白，如纤维蛋白原、白蛋白和凝血酶原等，肝细胞合成的血浆蛋白直接释放至血窦内；滑面内质网：为许多散在的小管和小泡，细胞摄取的有机物在滑面内质网进行连续的合成、分解、结合、转化等反应，包括胆汁合成、脂类代谢、糖代谢、激素代谢等；高尔基复合体：近胆小管处的高尔基复合体尤为发达，与胆汁排泌相关。此外，富含线粒体、溶酶体和过氧物酶体。肝细胞中的糖原是血糖的储备形式，受胰岛素的调节。

3. 肝血窦（hepatic sinusoid）　位于肝板之间，互相吻合成网状管道，窦壁由内皮细胞围成，窦内有定居的肝巨噬细胞。门静脉血和肝固有动脉的血液经小叶间静脉和小叶间动脉注入肝血窦，由于在血窦内血流缓慢，血浆得以与肝细胞进行充分的物质交换，然后汇入中央静脉。

肝血窦内皮的特点是：内皮细胞薄而扁平，有大量孔，连接松散，常有细胞间隙，内皮外无基膜。因此，肝血窦内皮具有很高的通透性，除血细胞和乳糜微粒外，血浆的各种成分均可自由出入。

肝巨噬细胞又称库普弗细胞（kupffer cell），其形态不规则，表面有大量皱褶、微绒毛和小球状突起，附着在内皮细胞上。肝巨噬细胞由血液单核细胞分化而来，有很强的吞噬作用，在清除从门静脉入肝的细菌、抗原异物、清除衰老的血细胞、监视肿瘤等方面发挥重要作用。

肝血窦内还有较多 NK 细胞，称肝内大颗粒淋巴细胞，此细胞在抵御病毒感染、防止肝内肿瘤的肝转移方面有重要作用。

4. 肝血窦周隙（perisinusoi-dal space）　又称 disse 腔，为肝血窦内皮与肝细胞之间的狭小间隙，由于肝血窦内皮通透性大，故窦周隙充满血浆，肝细胞血窦面的大量微绒毛便浸泡在血浆内，利于物质交换。窦周隙内有一种形态不规则的有突起的贮脂细胞，其最主要的特征是胞质内含有许多大的脂滴。在 HE 染色切片中，贮脂细胞不易鉴别，贮脂细胞的功能之一是储存维生素 A，人体摄取维生素 A 的 70%～85% 储存在贮脂细胞内；贮脂细胞的另一功能是产生细胞外基质，窦周隙内的网状纤维即由它产生。在慢性肝炎、慢性酒精中毒等肝脏病，贮脂细胞异常增殖，肝内纤维增多，可导致肝硬化。

5. 胆小管（bile canaliculi）　位于相邻肝细胞连接面细胞膜局部凹陷而成的微细管道，以盲端起于中央静脉周围的肝板内，吻合成网，胆小管的相邻细胞膜形成由紧密连接、桥粒等组成的连接复合体，封闭胆小管周围的细胞间隙，防止胆汁外溢至细胞间或窦周隙。当肝细胞坏死，或胆道堵塞、内压增大时，胆小管正常结构被破坏，胆汁溢入窦周隙，继而进入血液，导致出现黄疸。胆小管内的胆汁从肝小叶中央流向周边，汇入小叶边缘处由立方细胞组成的短小管道，称赫林管。赫林管在门管区汇入小叶间胆管。

（二）门管区

相邻肝小叶之间，含较多的结缔组织，其中可见三种伴行的管道，即小叶间静脉、小叶间动脉和小叶间胆管，这一区域称门管区（portal area）（图 12-5）。小叶间静脉是门静脉的分支，腔大，壁薄；小叶间动脉是肝固有动脉的分支，腔小，壁厚。小叶间胆管管道为单层立方上皮，向肝门方向汇集，最后形成左、右肝管出肝。

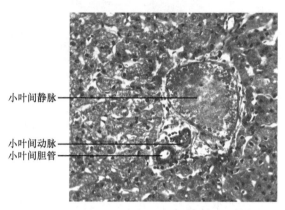

小叶间静脉

小叶间动脉
小叶间胆管

图 12-5　肝门管区

（三）肝内血液循环

肝接受门静脉和肝动脉的双重血液供应，故肝内血液特别丰富。门静脉为功能性血管，主要由胃肠等处静脉汇合而成，含有丰富的营养物质。其入肝后，反复分支形成小叶间静脉，终末分支进入肝血窦。肝动脉是营养性血管，血液内富含氧，肝动脉在肝内分支形成小叶间动脉，其终末支也进入肝血窦。因此，肝血窦内含门静脉和肝动脉的混合血液，血浆穿过血窦壁进入窦周间隙，与肝细胞充分接触，进行物质交换后从小叶周边汇入中央静脉。中央静脉再汇合成小叶下静脉，小叶下静脉单独行于小叶间结缔组织内，最后汇合成 2～3 条肝静脉出肝注入下腔静脉。

肝 的 再 生

肝有极其强大的再生能力。成年哺乳动物肝的组织非常稳定，正常状态下极少有肝细胞增殖。但是，肝在受损伤（如 CCl_4 中毒），尤其是在肝大部分（全肝 2/3）被切除后，肝细胞有惊人的快速再生能力，这也是目前活体肝移植的理论基础。但 40 岁以后，肝的再生能力减弱。

四、胆囊与胆管

（一）胆囊

胆囊（gall bladder）壁自内向外依次分为黏膜、肌层和外膜。黏膜形成高而分支的皱襞突入胆囊腔内，胆囊收缩时，皱襞高而密；胆囊充盈时，皱襞消失，黏膜变平。黏膜上皮为单层柱状，固有层内无腺体，但皱襞上皮凹入固有层形成许多窦状的黏膜窦。窦内常有细菌或异物残留，是引起胆囊炎的形态学原因之一。上皮细胞游离面有微绒毛，核位于基部。上皮的主要功能是吸收胆汁中的水分和无机盐，浓缩胆汁。固有层含丰富的血管。肌层的平滑肌厚薄不一，胆囊底部最厚，体部最薄。平滑肌呈纵行或螺旋排列，肌束间有丰富的弹性纤维。外膜较厚，大部分为浆膜（图 12-6）。

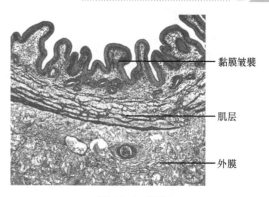

图 12-6　胆囊

（二）胆管

肝外胆管也由黏膜、肌层和外膜三层组成。黏膜有纵行皱襞。上皮为单层柱状，夹有杯状细胞，固有层内有黏液腺。肝管和胆总管的上 1/3 段肌层薄，平滑肌分散；胆总

右上图标注：黏膜皱襞　肌层　外膜

病例 12-1 提示

　　病毒性肝炎、营养缺乏等因素引起肝细胞的脂肪变、坏死及炎症等。由于炎症细胞释放的细胞因子（如白细胞介素 -1）、受损伤的肝内各类细胞产生的细胞因子等刺激了窦周隙内的贮脂细胞，使其迅速地增生，转化为成纤维细胞样细胞，伴同结缔组织内的成纤维细胞一起，异常快速地合成胶原蛋白，形成胶原纤维，出现肝纤维化的表现。再后来，随着胶原纤维的增多，导致小叶中央区和门管区纤维组织互相连接，肝内假小叶形成，最终形成肝硬化。肝硬化又导致了肝内血运减少、肝细胞各种功能降低、血浆蛋白下降（致血浆胶体渗透压降低，引起腹水等）、门静脉高压（引起脐周静脉曲张、便血、呕血、脾大）等肝硬化的表现。

管中 1/3 段肌层渐厚，纵行平肌肌增多；胆总管的下 1/3 段的肌层分内环行、外纵行两层。外膜为较厚的纤维膜。纵行平滑肌收缩可使胆管缩短，管腔扩大，有利于胆汁通过。

（三）胆汁的排出途径

肝细胞分泌的胆汁排入胆小管。胆小管内胆汁从肝小叶中央流向周边。胆小管在肝小叶边缘处汇合形成小叶间胆管，走行于小叶间的结缔组织内。在肝门处汇合成左、右肝管，最后合成胆总管开口于十二指肠大乳头。

考点提示：胆汁的排出途径是怎样的？

（四）肝的功能

1. 合成与贮存　肝细胞能合成机体的多种重要物质，如蛋白质、脂蛋白、糖原、胆固醇、胆盐等。同时也参与维生素的代谢和贮存。

2. 分泌胆汁　肝细胞分泌的胆汁是一种重要的消化液，与脂肪的消化吸收有关。

3. 解毒功能　肝是人体的重要解毒器官，对于内源性或外源性的有毒物质，肝细胞可通过转化和结合作用，使毒性消失或减低，或变为水溶性物质排出体外。

4. 防御功能　肝巨噬细胞有很强的吞噬作用。

5. 造血功能　胚胎期肝曾具有造血功能。出生后停止了造血功能，但仍有造血潜能，在某些病理状态下，仍可恢复部分造血功能。

　　硝酸甘油是治疗心绞痛的常用药物，不同的用药方式，其疗效却大相径庭，舌下含化，疗效迅速、明显，而口服硝酸甘油对心绞痛的疗效却微乎其微，同是一种药物，不同

的用药途径，怎会有如此大的差别呢？

请根据学过的知识讨论：

1. 两种用药方式药物进入心脏的不同途径是什么？
2. 口服硝酸甘油被肠道吸收后的有关器官是什么？

小　结

消化腺包括大消化腺和小消化腺两类，前者包括三对大唾液腺、胰腺和肝脏，后者是指消化管壁内的小腺体。大消化腺多为外分泌腺，分泌物经导管排入消化管，对食物进行化学性消化。三对大唾液腺分泌唾液排入口腔。胰腺包括内分泌部和外分泌部，外分泌部可分泌大量胰液排入十二指肠，内分泌部可分泌胰高血糖素和胰岛素参与血糖浓度的调节。肝的基本结构和功能单位是肝小叶，小叶间有门管区。肝小叶内的胆小管产生的胆汁由输胆管道排入十二指肠，参与脂肪的消化。肝具有合成与贮存、分泌胆汁、解毒、防御、造血功能。

目 标 检 测

一、A_1 型

1. 肝基本结构与功能单位是（　　）
   A. 肝板　　　　　　　B. 肝细胞
   C. 肝血窦　　　　　　D. 肝小叶

2. 胆小管位于（　　）
   A. 肝门管区
   B. 肝细胞与血窦内皮之间
   C. 相邻肝细胞之间
   D. 肝板与肝血窦之间

3. 门管区内不含有（　　）
   A. 小叶间动脉　　　　B. 小叶间静脉
   C. 小叶间胆管　　　　D. 小叶下静脉

4. 在肝内具有吞噬功能的细胞是（　　）
   A. 淋巴细胞　　　　　B. 肝巨噬细胞
   C. 胆管上皮细胞　　　D. 肝细胞

5. 以下哪两种有腔管道在肝内是相通的（　　）
   A. 肝血窦与胆小管
   B. 中央静脉与肝血窦
   C. 胆小管与窦间隙
   D. 中央静脉与胆小管

6. 不属于肝小叶结构的是（　　）
   A. 门管区　　　　　　B. 窦周隙
   C. 胆小管　　　　　　D. 肝血窦

7. 肝细胞分泌的胆汁直接注入（　　）
   A. 肝血窦　　　　　　B. 胆小管
   C. 窦周隙　　　　　　D. 门管区

8. 在胰岛内能分泌胰岛素的细胞是（　　）
   A. A 细胞　　　　　　B. B 细胞
   C. D 细胞　　　　　　D. 浆液性腺细胞

二、B 型题
   A. 合成胆汁　　　　　B. 合成血浆蛋白
   C. 合成蛋白质　　　　D. 生物转化作用
   E. 激素的灭活

9. 肝细胞滑面内质网的功能（　　）

10. 肝细胞粗面内质网的功能（　　）
    A. 胆囊有产生、贮存和浓缩胆汁的功能
    B. 肝细胞产生胆汁
    C. 胆汁由胆囊产生，经胆囊管、胆总管排入十二指肠
    D. 胆汁经胆囊管、肝管、胰管、胆总管排入十二指肠
    E. 胆囊内胆汁经胆囊管、胆总管、肝胰壶腹、十二指肠大乳头进入十二指肠

11. 产生胆汁的器官（　　）

12. 胆汁的排泄途径（　　）

第13章 呼吸系统

📖 学习目标

1. 呼吸道的组织结构及功能。

2. 肺的一般结构。肺小叶的概念。肺的导气部和呼吸部的结构特征与变化规律。两种肺泡上皮细胞的结构和功能。肺泡隔的结构和功能。

3. 气血屏障的组成。

呼吸系统由呼吸道和肺组成。呼吸道包括鼻、咽、喉、气管和支气管等。肺依其功能可分为导气部和呼吸部。前者包括肺内各级支气管的分支，直至终末细气管；后者为终末细支气管以下的分支，包括呼吸性细支气管、肺泡管、肺泡囊及肺泡（图13-1）

一、呼 吸 道

（一）呼吸道的一般结构

呼吸道管壁一般分为黏膜、黏膜下层和外膜三层结构，各层无截然分界。管壁的结构特点是有骨或软骨作支架，以保证管腔通畅；管径随分支越变越小，管壁也相应变薄。

1. 黏膜

（1）上皮：大部分是假复层纤毛柱状上皮。上皮细胞主要有五种类型（图13-2）。除纤毛柱状细胞、杯状细胞和基细胞外（见上皮组织），还有刷细胞和小颗粒细胞。

刷细胞呈柱状，游离面有密集的微绒毛，形如刷状。它可能是一种能分化为其他细胞的过渡细胞，有人认为有感受功能。

小颗粒细胞呈锥体形或卵圆形，较矮，基部胞质内有嗜银颗粒，含5-羟色胺或抑生长素等。其分泌物参与调节呼吸道平滑肌和肺血管平滑肌的收缩及呼吸道腺体的分泌。

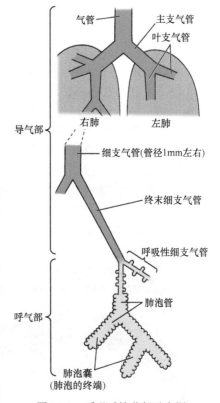

图 13-1　呼吸系统分部示意图

（2）固有层：位于上皮深面，两者间有基膜相隔。固有层由细密结缔组织构成，其内含有较多的弹性纤维，有的部位含淋巴组织，前者能增加管壁的弹性，后者能增强局部免疫功能。

2. 黏膜下层　由疏松结缔组织构成，与固有层没有明显界线，除含血管、淋巴管和神经外，还有混合腺，腺体分泌物导管排入管腔。腺细胞分泌黏液和溶菌酶，并产生分泌片。浆细胞分泌的 IgA 与分泌片结合，形成分泌性免疫球蛋白（SIgA），排入管腔，附着在黏膜表面，起抑制外来病原菌的作用。如缺乏 SIgA，则易发生呼吸道感染。

3. 外膜　由疏松结缔组织构成，其中含有软骨或骨，构成管壁支架，保持气道畅通。

考点提示：
呼吸道组织结构及特点。

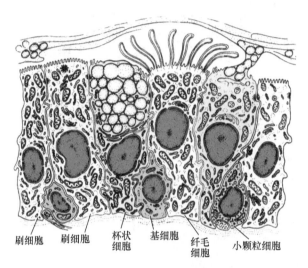

刷细胞　刷细胞　杯状　基细胞　纤毛　小颗粒细胞
　　　　　　　细胞　　　　细胞

图 13-2　肺外呼吸道上皮细胞超微结构模式图

（二）鼻黏膜的结构特点

鼻黏膜由上皮和固有层组成。根据结构和功能的不同，分为前庭部、呼吸部和嗅部。

1. 前庭部　前庭部黏膜上皮为非角化的复层扁平上皮。固有层结缔组织较致密，内有毛囊、皮脂腺和汗腺。此处的鼻毛可阻挡吸入空气中较大的尘粒与异物。

2. 呼吸部　呼吸部黏膜占鼻黏膜的大部分，生活状态呈淡红色，表面覆以假复层纤毛柱状上皮，杯状细胞较多，固有层中有混合腺及丰富的静脉丛，可湿润和加温吸入的空气。鼻炎时静脉丛异常充血，黏膜肿胀，分泌物增多，鼻道变窄，影响通气。鼻旁窦黏膜与呼吸部黏膜相延续，鼻黏膜慢性炎症时，可影响鼻旁窦黏膜。

3. 嗅部　嗅部黏膜面积较小，位于鼻腔鼻中隔上份和上鼻甲表面，生活状态时呈浅黄色。上皮为假复层柱状，称嗅上皮，由嗅细胞、支持细胞和基细胞组成，无杯状细胞。

（三）气管与支气管的结构特点

气管与支气管腔面有一黏液层，其中含有溶菌酶和 SIgA 等。管壁由黏膜、黏膜下层和外膜三层构成（图 13-3，图 13-4）。黏膜上皮为假复层纤毛柱状，杯状细胞较多，基膜较厚。

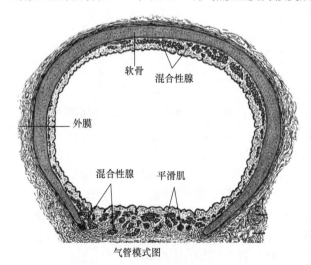

软骨　混合性腺

外膜

混合性腺　平滑肌

气管模式图

图 13-3　气管横切面模式图（低倍）

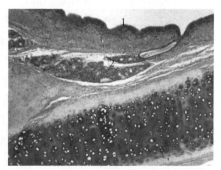

图 13-4　气管（高倍）

黏膜下层有混合腺，称气管腺。外膜中有 C 形透明软骨环，软骨环之间有韧带相连接，软骨缺口朝向背侧，缺口由结缔组织封闭，内有混合腺和平滑肌束。从支气管下端起，软骨环逐渐变成间断不规则的骨片。平滑肌束逐渐增多，肌肉收缩有利于分泌物的排出。

二、肺

肺表面覆以浆膜，为胸膜脏层。肺实质由肺内导气部和呼吸部构成（图 13-5）。肺内结缔组织、血管、淋巴管和神经等称为肺间质，肺间质将肺分隔成若干叶和小叶。支气管分支进入每个肺叶，称肺叶支气管，肺叶支气管分支出数个肺段支气管，每个肺段支气管及其分支和所属的肺组织构成一个支气管肺段（bronchopulmo-nary segments），简称肺段（segments）。肺段支气管以下的多次分支，统称小支气管。其管径在 1mm 以下时称细支气管。细支气管继续分支至直径 0.5mm 时称终末细支气管。每个细支气管及其各级分支和所属肺泡构成一个肺小叶。

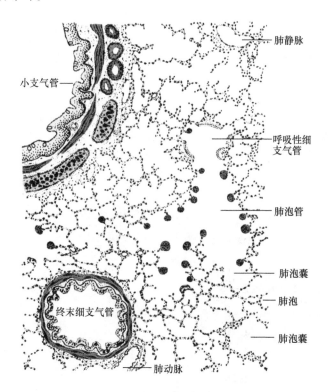

图 13-5　肺切面

（一）导气部

肺导气部随着支气管的反复分支，其管径逐渐由大变小，管壁逐渐由厚变薄，结构渐趋简单。

1. 叶支气管至小支气管　管壁结构的变化：①上皮均为假复层纤毛柱状上皮，但逐渐变薄，杯状细胞也逐渐减少；②腺体逐渐减少；③软骨呈片状，并逐渐减少；④平滑肌逐渐增多，形成环形肌束围绕管壁。

2. 细支气管　起始段与小支气管相似，但分层不明显，黏膜可见皱襞，上皮较薄，杯状细胞、腺体和软骨更少乃至消失，环形平滑肌则相对增多。

3. 终末细支气管　为细支气管的末端分支。管壁薄，分层更不明显，黏膜皱襞明显，上皮为单层纤毛柱状，无杯状细胞、腺体和软骨，平滑肌增多形成完整的环形肌层。

电镜下，可见细支气管和终末细支气管的上皮内，有一种分泌细胞，称 Clara 细胞，呈高柱状，顶部凸向管腔，胞核卵圆形，位于细胞中部，顶部胞质中含有许多分泌颗粒，其分泌物中含有蛋白酶和黏液溶解酶等，可分解管腔内的细胞碎片和黏液，保持气道畅通。上皮再生时，Clara 细胞可转变为纤毛柱状细胞和刷细胞。

由于细支气管和终末细支气管失去软骨支撑，故管壁环行平滑肌的收缩或舒张可改变管径，以调节肺泡内的空气流量。在某些病理情况下，终末细支气管平滑肌发生痉挛性收缩，使出入肺泡的气流量减少，引起呼吸困难，如支气管哮喘。

考点提示：
肺的导气部
管壁结构
变化有何
规律？

（二）呼吸部

1. 呼吸性细支气管（respiratory bronchiole） 是终末细支气管的分支。管壁上皮由单层柱状移行为单层立方，上皮内也可见 Clara 细胞，上皮下的结缔组织内有少量平滑肌。由于呼吸性细支气管上有肺泡开口，故具有气体交换功能。

2. 泡管（alveolar duct） 是呼吸性细支气管的分支，管壁上有许多肺泡和肺泡囊的开口，在相邻肺泡开口之间，表面为单层立方或扁平上皮，上皮下有薄层结缔组织和少量环形平滑肌，故肺泡管断面上，在肺泡开口处的肺泡隔末端呈结节状膨大。

3. 泡囊（alveolar sac） 与肺泡管相连续，为数个肺泡共同开口的管腔。在相邻肺泡开口处的壁中无平滑肌，故无结节状膨大。

4. 泡（pulmonary alveous） 是多面形薄壁囊泡，开口于肺泡囊、肺泡管或呼吸性细支气管，是气体交换的场所。成人肺内有肺泡 3 亿～4 亿个，总面积可达 70 m²～80m²。肺泡内表面覆以肺泡上皮及其基膜，相邻肺泡间属肺泡隔成分。肺泡上皮由Ⅰ型和Ⅱ型细胞组成（图 13-6）。

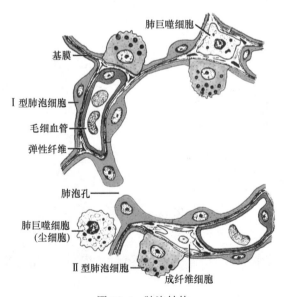

图 13-6　肺泡结构

（1）Ⅰ型肺泡细胞（type Ⅰ alveoli cell）：肺泡表面大部分由Ⅰ型细胞覆盖，细胞扁平，胞核扁圆形，细胞含核部分略厚，其余部分很薄，仅 0.2μm，细胞质内可见少量细胞器及大量吞饮小泡，相邻细胞之间有紧密连接。Ⅰ型细胞是气体交换的部位。

（2）Ⅱ型肺泡细胞（type Ⅱ alveoli cell）：较少，细胞呈圆形或立方形，位于Ⅰ型细胞之间，凸向肺泡腔，胞核圆形，胞质着色浅，呈泡沫状。电镜下，可见胞质内有高电子密度的圆形板层结构，其表面有膜包被，称嗜锇性板层小体（图 13-7），主要含有二棕榈酰卵磷脂。细胞以胞吐方式将其排至肺泡表面，形成一层薄膜，称表面活性物质。该物质能降低肺泡表面张力，防止肺泡塌陷及肺泡过度扩张，起到稳定肺泡直径的作用。创伤、休克、中毒或感染时，肺泡表面活性物质的合成与分泌受到抑制或破坏，可引起肺泡塌陷，影响肺泡的气体交换功能。Ⅱ型肺泡细胞还有增殖分化能力，可修复受损的Ⅰ型肺泡细胞。

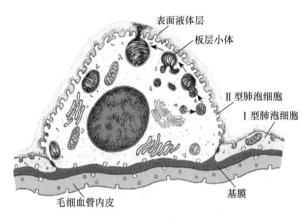

图 13-7　Ⅱ型肺泡细胞超微结

5. 肺泡孔（alveolar pore）　相邻肺泡之间有小孔相通，称肺泡孔。它是肺泡间气体通路，当细支气管阻塞时，可通过肺泡孔与邻近肺泡建立侧支通气，有利于气体交换。但肺部发炎时，病菌也可经此孔扩散而造成感染蔓延。

6. 肺泡隔（alveolar septum）　是相邻肺泡之间的间质，其内含有丰富的毛细血管网、大量的弹性纤维及成纤维细胞、肺泡细胞和肥大细胞等多种细胞。肺泡隔中的毛细血管网紧贴肺泡上皮，两者在血液与肺泡内气体交换中具有重要作用。肺泡隔内的大量弹性纤维与吸气后肺泡的弹性回缩有关。当肺泡弹性纤维变性时，可使肺泡弹性减弱，肺泡扩大，导致肺气肿。肺泡隔内的肺巨噬细胞是构成机体防御体系的重要成分之一，该细胞体积较大，形状不一，能吞噬吸入的灰尘、细菌、异物及渗出的红细胞等。吞噬灰尘后的巨噬细胞又称尘细胞。肺巨噬细胞除位于肺泡隔，也可积存于肺间质的其他部位及肺门淋巴结内，还可进入肺泡腔，随呼吸道分泌物排出。

Ⅱ型肺泡细胞的临床意义

　　Ⅱ型肺泡细胞能够产生表面活性物质，该物质有降低肺泡表面张力、稳定肺泡大小的作用。呼气时肺泡缩小，表面活性物质密度增加，表面张力降低，防止肺泡过度塌陷；吸气时肺泡扩张，表面活性物质密度减小，肺泡回缩力加大，可防止肺泡过度膨胀。表面活性物质的缺乏或变性均可引起肺不张，过度通气可造成表面活性物质缺乏；吸入毒气可直接破坏表面活性物质。新生儿透明膜病是因为Ⅱ型肺泡细胞发育不良，表面活性物质合成和分泌障碍，致使肺泡表面张力增大，婴儿出生后肺泡不能扩张，出现新生儿呼吸窘迫症。

血 - 气屏障（blood-air barrier）：是肺泡与血液间气体交换所通过的结构，包括肺泡表考点提示：
解释血－气
屏障。

面液体层、Ⅰ型肺泡细胞及其基膜、连续型毛细血管的基膜及内皮。在两层基膜之间有些部位存在薄层结缔组织，但大部分区域两层基膜直接相贴而融合在一起。血－气屏障很薄，其厚度仅 0.2～0.5μm。屏障中任何部分发生病理改变，均会影响气体交换。

（三）肺的其他功能

肺不仅是气体交换器官，而且参与体内物质的代谢。肺血管内皮细胞含有多种酶，参与 5- 羟色胺、前列腺素的生成与灭活，去甲肾上腺素和缓激肽等的灭活及血管紧张素的转化等。肺在生成与灭活上述生物活性物质时不仅维持肺的正常生理活动，而且还调节血流中这些物质的水平，从而参与全身的生理动态平衡。此外，肺导气部上皮内有内分泌细胞，分泌 5- 羟色胺和肽类物质。

小　结

呼吸系统是一个连续分支的管道系统，肺是其中进行其他交换的器官，是学习的重要内容。

肺实质由支气管的各级分支和肺泡构成，分为导气部和呼吸部。导气部管壁结构的变化规律，可以简略的归纳为"三少一多"；呼吸部各段上均有肺泡开口。肺泡是进行气体交换的场所，表面衬有肺泡上皮，肺泡隔中的毛细血管和肺泡共同构成气－血屏障。

目　标　检　测

A_1 型题

1. 关于呼吸道净化空气的描述，哪项错误（　　　）
   A. 腺体分泌物可以黏附灰尘和细菌
   B. 鼻毛可以阻挡空气中大的尘粒
   C. 浆细胞产生和分泌 sIGA 能杀灭细菌
   D. 固有层中的淋巴组织参与免疫反应

2. 肺间质指（　　　）
   A. 结缔组织
   B. 表面浆膜
   C. 血管、淋巴管
   D. 结缔组织、血管、淋巴管和神经等

3. 一个肺小叶指（　　　）
   A. 一个小支气管及其分支和肺泡

   B. 一个细支气管及其分支和肺泡
   C. 一个终末细支气管及其分支和肺泡
   D. 一个呼吸性细支气管及其分支和肺泡

4. 呼吸性细支气管和终末细支气管的最主要区别是（　　　）
   A. 管壁有肺泡开口　　　B. 无混合腺
   C. 无软骨　　　　　　　D. 无杯形细胞

5. 关于Ⅰ型肺泡细胞，错误的是（　　　）
   A. 是气体交换的部位
   B. 表面有一层活性物质
   C. 覆盖 70% 的肺泡表面
   D. 形态扁平

第14章 泌尿系统

📖 学习目标

1. 掌握肾单位的组成及功能，滤过屏障的概念。
2. 熟悉球旁复合体的构成。
3. 了解肾血液循环的特点。

泌尿系统（urinary system）由肾、输尿管、膀胱和尿道组成。肾有泌尿功能，是一个重要的排泄器官，将体内新陈代谢产生的废物和多余的水分以尿的形式排至输尿管。输尿管将尿液送到膀胱贮存，当贮存到一定量时，再经尿道排出体外。肾的泌尿作用调节着体内液体的总量和维持电解质的平衡，维持细胞生活环境稳定。肾衰竭时，体内的有害物质不能排出而产生尿毒症，是严重危害人体健康的疾病。此外，肾还有内分泌功能。

一、肾

肾的冠状切面上（图 14-1）可见肾分为表层的肾皮质和深层的肾髓质。肾皮质血管丰富，呈红褐色，伸入肾锥体之间的部分称为肾柱。肾髓质位于肾皮质深部，血管较少，呈淡红色，髓质由 10～18 个肾锥体组成。肾锥体的底朝向皮质，从肾锥体底部呈放射状深入皮质的细线称髓放线。位于髓放线之间的皮质称为皮质迷路。肾锥体的尖部钝圆，突入肾小盏，称肾乳头，乳头表面有许多小孔称乳头孔，开口于此处。

（一）肾单位

肾实质主要由肾单位和集合管（图 14-2）两部分组成，前者的主要功能是过滤、重吸收、形成尿液，后者则主要是运输尿液。

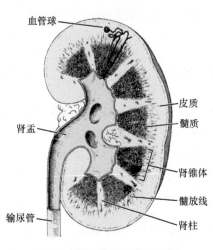

图 14-1　肾冠状节切面模式图

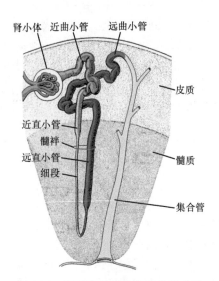

图 14-2　肾单位和集合管结构模式图

是肾的功能和结构的基本单位。由肾小体和肾小管构成（图14-3和图14-4），每个肾约有100万个以上肾单位。位于皮质浅层的叫浅表肾单位，占肾单位总数的85%，在尿液形成中起重要作用。位于皮质深层的叫髓旁肾单位，占肾单位总数的15%，对尿液浓缩起重要作用。

1. 肾小体（renal corpuscle）位于肾皮质，呈球形，直径约200μm。每个肾小体有两个极，微动脉出入的一端叫血管极，相对的另一端，因与肾小管相连称尿极。肾小体由血管球和肾小囊构成。

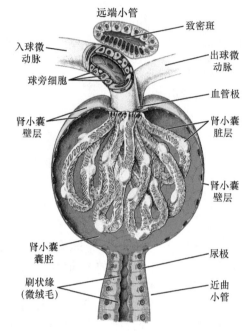

图 14-4　肾小体结构

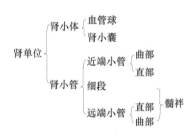

图 14-3　肾单位的组成

患者，女，18岁，1周来尿少，眼睑、下肢水肿。血压18.7/13.3kPa（140/100mmhg），尿蛋白（＋＋），红细胞10～15个/HP，白细胞5～10个/HP。

初步诊断：急性肾小球肾炎。

请思考以下问题：

1. 正常人尿液中在镜下能否见到蛋白质和血细胞？
2. 肾的滤过屏障有何作用？
3. 此病人的血压为何升高？

（1）血管球（glomerulus）：是包在肾小囊内的一团蟠曲的网状毛细血管袢。一端连于粗短的入球微动脉，一端连于细长的出球微动脉。在电镜下毛细血管的内皮细胞是有孔型，胞质小孔孔径在50～100nm，有利于血液中小分子物质滤过。内皮细胞基底面除与血管系膜相接触的部位外，都有基膜。

（2）肾小囊（renal capsule）：是泌尿小管起始部膨大凹陷的双层盲囊，两层之间的腔隙叫肾小囊腔。

肾小囊的外层细胞由单层扁平上皮构成，在肾小体尿极处与肾小管近端小管曲部相续连。内层细胞有许多突起，称足细胞（图14-5）。在电镜下可见足细胞从胞体伸出几个较大的初级突起，每个初级突起又分出许多指状的次级突起。相邻足细胞的突起相互穿插嵌合，形成栅栏状结构，贴附于毛细血管基膜外面。足细胞的突起之间有宽约25nm的间隙，称裂孔，孔上覆盖有厚4～6nm的薄膜，称裂孔膜。

肾小球毛细血管内的血浆经过有孔毛细血管内皮、基膜和裂孔膜滤入肾小囊内形成原尿，这三层结构组成滤过膜（filtration membrane），也称滤过屏障（图14-6）。滤过屏障对血浆成分具有选择性通透作用，血浆中的水分和小分子物质如无机盐、葡萄糖等均可很容

考点提示：什么是滤过屏障？

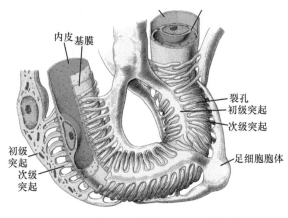

图 14-5　肾小体足细胞与毛细血管结构

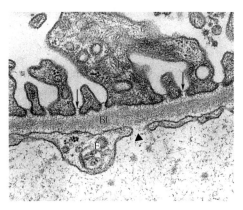

图 14-6　肾小球滤过屏障

▲内皮细胞孔；↓裂孔；BL：基膜；P：足细胞；
E：内皮细胞

易透过滤过屏障，而大分子则不易通过。成人一昼夜两肾可产生原尿约 180L，若滤过屏障受损，则大分子物质如蛋白质，甚至红细胞也可滤出，形成蛋白尿或血尿。

2. 肾小管（renal tubule）：是一段由上皮构成的弯曲管道，全长分为近端小管、细段、远端小管。

（1）近端小管（proximal tubule）：是肾小管的起始部分，也是肾小管中最长最粗的一段，按其行程和结构可分为曲部和直部。

① 近端小管曲部：也称近曲小管，位于皮质内，盘曲走行于肾小体周围，管腔小而不规则，管壁细胞为单层立方形或锥体形，胞体较大，胞质嗜酸性，核圆，位于基底部。细胞间分界不清晰，游离面有紧密、整齐排列的刷状缘（图 14-7）。电镜下观察，刷状缘即微绒毛，它们扩大了细胞的表面积，有利于近曲小管的重吸收。

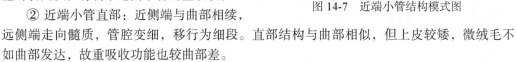

图 14-7　近端小管结构模式图

② 近端小管直部：近侧端与曲部相续，远侧端走向髓质，管腔变细，移行为细段。直部结构与曲部相似，但上皮较矮，微绒毛不如曲部发达，故重吸收功能也较曲部差。

近端小管的主要功能是重吸收，原尿中 85% 的水，几乎全部的葡萄糖、氨基酸以及 65% 的钠离子和 50% 的尿素都在此部被重吸收。

（2）细段（thin segment）：连接于近端小管与远端小管之间，呈 "U" 字形结构，与近端小管直部和远端小管直部共同构成髓袢（又称肾单位袢）。细段管径很细，管壁为单层扁平上皮，细胞核椭圆形，突向管腔，胞质弱嗜酸性，着色较淡（图 14-8）。细段管壁较薄，有利于水和电解质通过。

（3）远端小管（distal tubule）：连于细段和集合管之间，按其行程和结构可分为直部和曲部。

① 远端小管直部：位于髓质内，近侧端与细段相连，远侧端续于曲部。管壁上皮呈单层立方，胞质着色淡，核圆，居中。细胞分界清晰，游离面的微绒毛少而短小（图 14-8）。此段仅可部分重吸收小管液中的钠离子、水等成分。

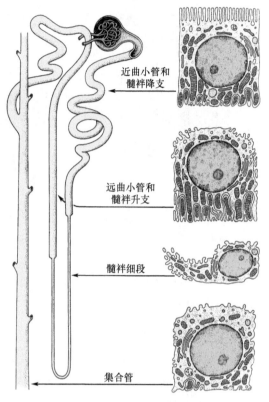

近曲小管和髓袢降支

远曲小管和髓袢升支

髓袢细段

集合管

图 14-8　肾集合小管和髓袢模式图

② 远端小管曲部：也称远曲小管，位于皮质内，末端汇入集合小管。其结构与直部基本相似（图 14-7），功能是继续重吸收水和钠离子，并向管腔中分泌钾离子、氢离子和氨，这对维持血液的酸碱平衡有重要作用，肾上腺分泌的醛固酮和下丘脑分泌的抗利尿激素对此段有调节作用。

（二）集合管（collecting tubule）

集合小管按分布位置和结构的不同，可分为弓形集合管、直集合管和乳头管，三者间无明显分界。弓形集合管续接于远曲小管末端，几个弓形集合管汇合成直集合管，经髓质行至肾乳头，改称乳头管。集合小管由皮质直行向肾髓质的过程中，管径由细变粗，管壁上皮由单层立方逐渐变为单层柱状。集合管上皮细胞的胞质着色浅，核圆居中，细胞境界清楚（图 14-8）。集合管也有重收钠和水，排出钾和氨的功能，也受醛固酮和抗利尿激素的调节。

（三）球旁复合体（juxtaglomerular complex）

又称肾小球旁器。由球旁细胞和致密斑等部分组成（图 14-4）。

肾 衰 竭

正常人肾脏通过泌尿可排出代谢产物，调节机体水、电解质和酸碱平衡，从而维持机体内环境的稳定，保证生命活动的正常进行。但是由于各种不同病因破坏了肾脏的这种正常生理功能，造成氮质代谢产物潴留，水、电解质和酸碱平衡失调而引起的临床综合征群称即为肾衰竭。由于发病的时间长短和病情缓急不同，肾衰竭又可分为急性肾衰竭与慢性肾衰竭，急肾衰竭如能早期诊断，及时有效的抢救治疗则肾功能多可完全恢复，若延误诊治则可引起死亡，一部分患者由于病情严重，迁延不愈最终变成慢性肾衰竭。

1. **球旁细胞（juxtaglomerular cell）**　球旁细胞由近血管球处入球微动脉管壁平滑肌细胞转化而成。细胞呈立方形或多边形，细胞核圆形。球旁细胞分泌肾素，肾素是一种蛋白水解酶，能使血液中的血管紧张素原变成血管紧张素 I，血管紧张素 I 在血管内皮细胞分泌的转换酶作用下转变为血管紧张素 II。生理学上称其为肾素－血管紧张素系统。是机体调节血压的重要机制之一。

2. **致密斑（macula densa）**　由远端小管曲部近血管极侧的上皮细胞转化而成的斑状结构。致密斑的细胞呈高柱状、排列紧密、细胞核位于细胞顶部。致密斑是钠离子感受器，能感受远端小管内滤液中 Na^+ 浓度的变化。当滤液中钠离子浓度降低时，致密斑将信息传递给球旁细胞，促进球旁细胞分泌肾素，增强远端小管对 Na^+ 的重吸收，最终使血钠浓度升高。

（四）肾的血液循环

肾的血液循环一是营养肾组织，二是参与尿的生成。其特点有①直接由腹主动脉分支而来，血流量大、流速快。每 4～5 分钟人体内血液全部流经肾脏滤过一遍。②肾小球入球微动脉粗短，出球微动脉细长，血管球内压力高有利于滤过。③肾血液循环中动脉两次形成毛细血管网。初级毛细血管网（血管球）有利于肾小球的滤过，次级毛细血管网在肾小管的周围，有利于肾小管上皮的重吸收。肾血液循环途经（图 14-9）。

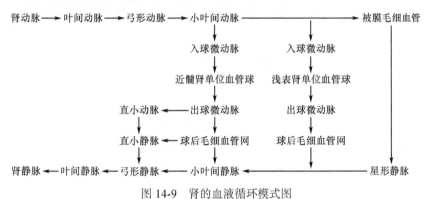

图 14-9　肾的血液循环模式图

憋尿对肾脏有害

大多数人知道肾盂肾炎对身体有害，而不知道肾盂肾炎的病因多是由膀胱中的尿液反流回输尿管、肾脏所引起的。这种反流在很多情况下与憋尿的关。尤其对儿童来讲，发生的概率更高。有资料显示，女婴发生输尿管反流的概率为 20%。在两岁以前有过尿路感染的女婴中，输尿管反流的发生概率为 45%。尿液反流的结果不单纯是引发肾盂肾炎，在并发肾、输尿管感染时，还有可能导致肾盂肾炎性瘢痕。更严重者，甚至有产生继发性高血压和慢性肾功能不全的危险。因此，对于那些有憋尿习惯的人，为了保护您的肾脏，劝您最好改掉憋尿的习惯。家庭中有婴儿（特别是那些曾经患过肾盂肾炎的婴幼儿）的父母，更应该注意不要让孩子养成憋尿的习惯，这对于预防反流性肾炎、保护肾脏具有积极的作用。

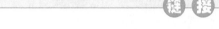

二、排尿管道

排尿管道包括肾盂、输尿管、膀胱和尿道。它们的基本结构相似，自内向外均由黏膜、肌层和外膜组成。

（一）黏膜

黏膜的上皮为变移上皮（尿道除外），变移上皮的厚度及细胞的形态可随功能状态而变化。

（二）肌层

肌层为平滑肌。膀胱的肌层较厚，大致分为内纵、中环、外纵三层。环行的平滑肌在尿道内口处增厚形成括约肌。

（三）外膜

膀胱顶处为浆膜，其余均为纤维膜。

小 结

　　肾是产尿器官，肾实质主要由肾单位和集合管构成。肾单位由肾小体和肾小管构成，是肾形成尿液的主要结构和功能单位；集合管分为弓形集合管、直集合管和乳头管，有吸收钠和水，排出钾和氨的功能，受醛固酮和抗利尿激素的调节。排尿管道的组织结构相似，自内向外由黏膜、肌层和外膜组成。

目 标 检 测

一、填空题

1. 肾单位包括＿＿＿＿和＿＿＿＿两部分。

2. 肾小体是由＿＿＿＿和＿＿＿＿组成，后者由＿＿＿＿、＿＿＿＿和＿＿＿＿构成。

3. 肾小管是由＿＿＿＿、＿＿＿＿和＿＿＿＿三部分组成。

4. 肾单位襻是由＿＿＿＿、＿＿＿＿和＿＿＿＿组成。

5. 滤过屏障是由＿＿＿＿、＿＿＿＿和＿＿＿＿组成。

二、选择题

1. 肾单位的组成是（　　）
   A. 肾小体和集合小管
   B. 肾小体和肾小管
   C. 肾小体和肾单位襻
   D. 肾小体和近端小管
   E. 肾小体和远端小管

2. 球旁细胞可分泌（　　）
   A. 抗利尿激素　　　　B. 肾素
   C. 肾素和前列腺素　　D. 血管紧张素
   E. 前列腺素

3. 滤过膜组成是（　　）
   A. 血管系膜、内皮、基膜、足细胞裂孔膜
   B. 有孔毛细血管内皮、基膜、足细胞裂孔膜
   C. 有孔毛细血管内皮、基膜、血管系膜
   D. 内皮、基膜
   E. 足细胞裂孔、基膜、血管系膜

4. 致密斑的功能为（　　）
   A. 分泌前列腺素
   B. 分泌血管紧张素
   C. 感受肾小管中钾离子浓度的变化
   D. 感受远端小管钠离子浓度的变化
   E. 感受近端小管钠离子浓度的变化

5. 肾的血液循环特点是（　　）

A. 皮质中直小血管襻与肾小管伴行

B. 肾动脉起自腹主动脉

C. 球后毛细血管中的胶体渗透压低

D. 肾小体内血管球血压低

E. 入球微动脉比出球微动脉细

6. 正常情况下，可以通过肾小体滤过膜的物质是（　　）
   A. 血浆成分
   B. 除大分子蛋白质以外的血浆成分
   C. 少量红细胞和血浆成分
   D. 分子量大于 7 万的所有成分
   E. 除红细胞以外的所有成分

7. 下列关于肾小体血管球的描述中，哪一项是错误的（　　）
   A. 为有孔毛细血管
   B. 毛细血管内皮孔上一般无基膜
   C. 毛细血管之间有血管系膜
   D. 汇合成一条出球微动脉
   E. 为入球微动脉分支形成的襻状毛细血管

8. 下列关于肾小囊的描述中，哪一项是错误的（　　）
   A. 肾小囊与肾小管相连的一端为肾小体的尿极
   B. 在血管极处肾小囊脏层返折与壁层细胞相连
   C. 肾小囊脏层细胞多突起
   D. 肾小囊壁层细胞为单层立方上皮
   E. 血管球滤过形成的原尿首先进入肾小囊腔

9. 下列关于肾单位组成中，哪一项是错误的（　　）
   A. 血管球　　　　　　B. 肾小囊
   C. 集合小管　　　　　D. 近端小管
   E. 远端小管

第15章 男性生殖系统

📖 学习目标

1. 睾丸的一般组织结构。
2. 支持细胞的形态特征及功能。
3. 血-睾屏障、间质细胞。
4. 精子的形成。
5. 附睾管的功能。

男性生殖系统由睾丸、生殖管道、附属腺、外生殖器组成。

病例 15-1

　　患者，男性，44 岁，工人。自诉：自幼两睾丸即停留于腹股沟上方，未降至阴囊内。但于半年前右侧腹股沟上方睾丸渐大，硬韧无痛，无任何身体不适，仍可劳动。至近一月余，肿物迅速增长至拳头大小，走路时有坠痛，有轻度压痛。其他无不适感。检查右侧阴囊上方有 12cm×9cm×6cm 大的肿物。上部硬韧，下部软而有波动，表面尚光滑，精索不能触及，阴囊皮肤无炎症，其他检查正常。住院后在腰麻下行右侧睾丸摘除术。病理检查：精原细胞瘤。

　　初步诊断：精原细胞瘤。

　　请思考以下问题：

1. 精子的产生部位。
2. 两侧隐睾的男子有生育能力吗？为什么？
3. 两侧睾丸摘除后会影响男性的第二性征吗？为什么？

一、睾　　丸

　　睾丸能产生精子，分泌雄性激素。睾丸表面覆以浆膜，分脏、壁两层。脏层覆盖睾丸表面（除后缘外），壁层附于阴囊内面，两层之间为鞘膜腔。脏层鞘膜，深部为一层较厚的致密结缔组织，称为白膜（tunica albuginea）。白膜在睾丸后缘增厚形成睾丸纵隔（mediastinum testis），纵隔的结缔组织呈放射状伸入睾丸实质，将睾丸分隔成大约 250 个锥形小叶，称睾丸小叶。每个小叶内含 1～4 条细长弯曲的生精小管，生精小管在接近小叶顶端处变为短而直的直精小管，然后进入睾丸纵隔互吻成网，称为睾丸网（图 15-1）。生精小管之间的疏松结缔组织，称为睾丸间质。

（一）生精小管

　　生精小管（seminiferous tubule）为弯曲的上皮性管道。每条长 30～70cm，直径 150～250μm。生精小管由生精上皮构成，是产生精子的场所。生精上皮由支持细胞和生精细胞组成，生精小管的基膜明显，基膜外侧有一些梭形的肌样细胞（myoid cell）。肌样细胞收缩时

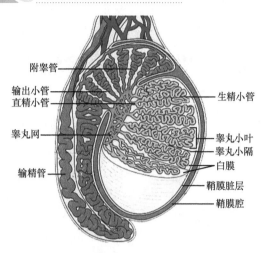

图 15-1　睾丸和附睾结构模式图

有助于精子和液体的排出（图 15-2）。

1. 生精细胞　从生精小管基底面到腔面，生精细胞包括精原细胞，初级精母细胞，次级精母细胞，精子细胞和精子。从青春期开始，在脑垂体促性腺激素的刺激下，生精细胞不断增殖分化，形成精子，因此管壁上可见处于不同发育阶段的生精细胞，而且排列有序。从精原细胞到形成精子的过程叫精子发生。

（1）精原细胞（spermatogoniu-m）：直径 12μm，紧贴基膜，细胞呈圆形或椭圆形。精原细胞分 A、B 两型。A 型精原细胞的核呈椭圆形，染色质有的细小深染，核中央常见淡染的小泡，有的细密浅染，有核仁 1～2 个。

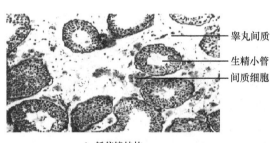

A. 低倍镜结构

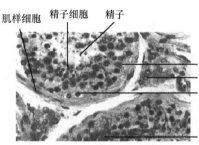

B. 高倍镜结构

图 15-2　生精小管和睾丸间质模式图

考点提示：
生殖细胞各种细胞的结构。

A 型精原细胞是生精细胞的干细胞，经过不断的分裂，一部分分化为 B 型精原细胞，另一部分继续作为干细胞。B 型精原细胞核圆形，核膜上附有较粗的染色质颗粒，经过数次分裂后，体积增大形成初级精母细胞。

（2）初级精母细胞（primary spermatocyte）：离开基膜，移到精原细胞内侧，体积较大，呈圆形，直径约为 18μm，核大而圆，染色质呈细网状，核型 46，XY。细胞经过 DNA 复制后（4nDNA），进行第一次减数分裂，形成 2 个次级精母细胞。由于初级精母细胞分裂前期历时较长，所以在生精小管横切面中很容易见到。

影响生殖的因素

1. 化学污染—环境因素敲响了警钟。研究发现，许多化学污染物具有类似雌激素的作用，能干扰生物体的内分泌功能，包括对性激素的干扰；可引起睾丸发育中断、永久性功能障碍、隐睾、睾丸癌、阴茎发育不良；女性青春期提前、流产、异位妊娠、月经失调和子宫内膜异位症等。

2. 电磁辐射—无处不在的隐形杀手。电磁辐射的长期作用可引起男性性功能减退、女性月经紊乱，危害生殖细胞及胚胎早期发育而致流产、畸胎等。

3. 生活现代化—"文明病"的隐忧。肥胖已成为世界性的公共问题。肥胖可使男性睾酮分泌减少，导致性功能降低；女性肥胖可表现卵泡发育异常、排卵障碍和发育不良等，且常伴有月经稀少、月经不调和闭经等。

（3）次级精母细胞（secondary spermatocyte）：移近管腔，体积较小（直径约 12μm），核圆形，染色较深，核型为 23，X 或 23，Y。次级精母细胞不进行 DNA 复制，立即进入第二次减数分裂，形成两个精子细胞，故标本切片中较少见。

（4）精子细胞（spermatid）：位置靠近管腔，体积更小，直径约 8μm，胞质少，内含中心体，内网器和线粒体，核圆着色深，核型为 23，X 或 23，Y，为单倍体细胞。精子细胞不再分裂，它经过复杂的变化，由圆形逐渐分化转变为蝌蚪形的精子，这个过程称精子形成。

（5）精子（sustentacular cell）：形似蝌蚪，全长约 60μm，分头，尾两部（图 15-3）。头部正面观为卵圆形，侧面观为梨形，头部主要为浓缩的细胞核，藏有父系的遗传物质。核的前面 2/3 有顶体覆盖，顶体是双层帽状扁囊，内含透明质酸酶等多种酶类，当精子遇到卵子时，顶体酶释放，这些酶能溶解卵细胞外围的放射冠及透明带，以利于精子进入卵内。对受精起重要作用。尾部是精子的运动装置，可分为颈段、中段、主段、末段四部分。构成尾部全长的轴心叫轴丝，其内主要是中心粒，由中心粒发出 9 ＋ 2 排列的微

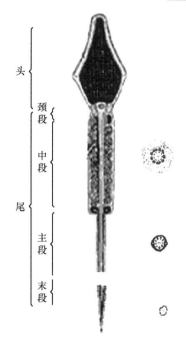

图 15-3　精子的微细结构模式图

管。颈段短，中段较长，中央有轴丝，轴丝外围有一层由线粒体螺旋排列成的鞘，为精子提供摆动而快速向前的能量；主段最长，轴丝外围是纤维鞘；末段短，仅有轴丝。

2. 支持细胞（sustentacular cell）　呈高锥体形，位于各期生精细胞之间，细胞基底面与基膜相接，顶端直达管腔表面，侧面有增殖分化的生精细胞嵌入，致使细胞境界不清。在光镜下，支持细胞轮廓不清，核常呈不规则形，核染色质稀疏，染色浅，核仁明显。位于细胞基底部。相邻支持细胞在基底部以侧突在精原细胞上方形成紧密连接，将精原细胞与其他生精细胞分隔在不同的微环境中发育。生精小管与睾丸间质的毛细血管之间的结构叫血 - 睾屏障，其组成包括血管内皮及基膜，结缔组织，生精上皮基膜和支持细胞的紧密连接，可阻止某些物质进出生精上皮，形成并维持有利于精子发生的微环境，还可防止精子抗原物质逸出生精小管而发生自身免疫（图 15-4）。

考点提示：
什么是血 - 睾屏障？

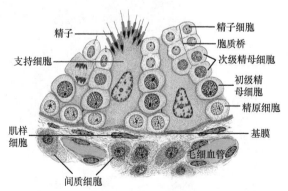

图 15-4　支持细胞超微结构和生精细胞关系模式图

支持细胞对生精细胞有支持、保护、营养作用外，还能分泌一种雄激素结合蛋白和少量雌激素。这种结合蛋白与雄激素有高度亲和力，因而可保持生精上皮内较高的雄激素水平，以保证精子的正常发育。

病例 15-1 提示

1. 在本节寻找答案

2. 没有生育能力。因为精子在睾丸生精小管中产生，而精子的产生要有一个重要因素（适宜的温度），阴囊的温度低于腹腔温度2℃，适宜精子的生成。两侧隐睾者，由于睾丸未下降到阴囊，温度较高影响精子的发育，故没有生育能力。但有资料说明腹股沟中的睾丸可有正常功能。

3. 两侧睾丸摘除者会影响男性的第二性征，因为激发并维持男性第二性征的雄性激素是睾丸间质内间质细胞分泌的。

（二）睾丸间质

生精小管之间的疏松结缔组织称睾丸间质，间质内富含血管和淋巴管。还有一种睾丸间质细胞（testicular interstitial cell），常成群分布，体积较大，呈多边形或圆形，较大而圆，染色质少，有 1~2 个核仁，胞质嗜酸性强（图 15-2）。该细胞分泌雄激素，有促进精子发生和男性生殖器官发育及维持第二性征等作用。

二、生 殖 管 道

男性生殖管道包括附睾、输精管、射精管及尿道。

（一）附睾

附睾（epididymis）位于睾丸的后上方，分头、体、尾 3 部，由输出小管和附睾管组成。

1. 输出小管（efferent） 是从睾丸网发出的 10~15 条弯曲的小管，形成附睾头，小管末端与附睾管相连。管壁的上皮由假复层纤毛柱状细胞和立方细胞相间排列而成，因此，管腔面起伏不平，呈波浪状。上皮基膜外为薄层环形平滑肌和少量结缔组织（图 15-5），柱

考点提示：
附睾管功能
是什么？

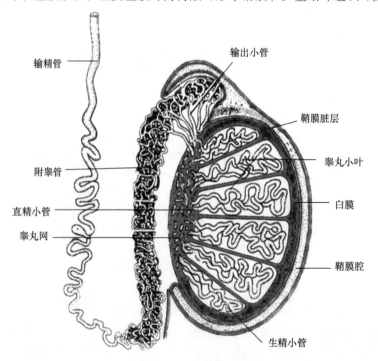

输精管

输出小管

鞘膜脏层

睾丸小叶

附睾管

白膜

直精小管

睾丸网

鞘膜腔

生精小管

图 15-5　睾丸输出小管

状的纤毛向附睾管方向摆动与平滑肌的收缩协同作用，有助于精子的输送。

2. 附睾管（epididymal duct）　是一条长约 6m 并极度盘曲的管道，形成附睾的体和尾。管壁的上皮为假复层纤毛柱状上皮，由短小的基细胞和高柱状细胞组成，柱状细胞的游离面有细长而不规则的纤毛，上皮基膜外有薄层疏松结缔组织和平滑肌，管腔内含有大量的分泌物和精子。附睾不仅是收集和储存精子的场所，也是精子进一步成熟，获得运动能力的场所。

（二）输精管

输精管是壁厚腔小的肌性管道，管壁由黏膜、肌层、外膜 3 层组成。黏膜形成数条纵行皱襞，突向管腔，横切面上呈花边状。黏膜上皮为假复层纤毛柱状上皮，固有层为富含弹性纤维的结缔组织。肌层厚，由内纵、中环、外纵排列的平滑肌组成。外膜为疏松结缔组成，富含血管和神经（图 15-6）。

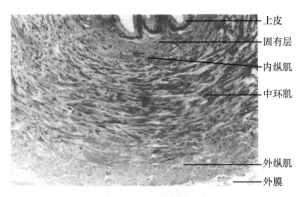

上皮
固有层
内纵肌

中环肌

外纵肌
外膜

图 15-6　输精管模式图

三、附　属　腺

男性生殖系统的附属腺包括前列腺、精囊、尿道球腺，它们的分泌物连同精子构成精液。

（一）前列腺

前列腺环绕于尿道起始段，由富含弹性纤维和平滑肌的结缔组织构成被膜。被膜的部分结缔组织和平滑肌伸入腺内形成支架。腺实质主要由 30～50 个复管泡状腺组成，腺腔较大且不规则，腺上皮形态不一，有单层立方、单层柱状或假复层柱状上皮，腺导管开口于尿道的前列腺部。前列腺分泌物浓缩形成的圆形嗜酸性板层状小体称前列腺凝固体，它可随年龄的增长而增多，甚至钙化形成前列腺结石（图 15-7）。

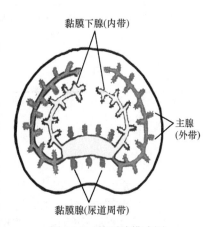

黏膜下腺(内带)

主腺
(外带)

黏膜腺(尿道周带)

图 15-7　前列腺模式图

环境与生殖健康

环境是人类赖以生存和发展的物质基础，生殖健康则是人类生生不息、繁衍至今的重要保障。环境与生殖健康处于一个动态平衡之中。当前世界各国生殖健康的状况严峻，环境污染对生殖的危害已引起 WHO（世界卫生组织）的重视，并决定把 21 世纪定为"生殖健康世纪"。

链　接

　　长期接触化学、物理污染因素可影响生殖功能，导致不良妊娠、不孕不育、后代畸形与肿瘤等。社会行为因素对生殖健康起重要作用，如父母吸烟和（或）酗酒可导致胎儿出生缺陷和智力低下；长期紧张可引起女性排卵异常或闭经，男性精子数量减少，精子活动力降低或形态改变等。

　　幼儿的前列腺很小，青春期迅速增大，老年腺组织萎缩，前列腺结石也随年龄增加。某些老人的前列腺尿道周围部分增生、肥大，压迫尿道造成排尿困难。

（二）精囊

　　精囊由一对高度弯曲的盲管组成。管壁由黏膜、肌层、外膜组成。分泌物内含有丰富的果糖，为精子提供能量，此外，还产生前列腺素。

（三）尿道球腺

　　尿道球腺是一对豌豆状的复管泡状腺。分泌的黏液于射精前排出，以润滑尿道。

　　精液是生殖管道各段及附属腺的分泌物和精子的混合物，呈乳白色，稍呈碱性，适应于精子的生存与活动。其中精囊的分泌物含有大量的果糖，为精子运动的能源，前列腺分泌大量较稀薄的液体，有助于精子运动。每次排出精液约3ml。每毫升含精子1亿～2亿。

　　男性生殖管道组织结构的主要特点（表15-1）。

表 15-1　男性生殖管道组织结构的主要特点

名称	生精小管	直精小管	睾丸网	输出小管	附睾管	输精管
上皮	生殖上皮	单层柱状上皮	单层立方上皮	假复层纤毛柱状上皮	假复层纤毛柱状上皮	假复层纤毛柱状上皮
肌层	无	无	无	环形薄	环形	环形厚
管腔	不规则	规则	大而不规则	不规则	不规则圆	大而不规则

小　结

　　睾丸：生精上皮由支持细胞和5～8层生精细胞组成。

　　支持细胞的形态分布：从生精小管底一直伸达腔面。

　　LM：细胞呈不规则长锥形，细胞轮廓不清，核近似卵圆形或呈三角形，染色浅，核仁明显。

　　EM：大量滑面内质网和一些粗面内质网，发达的高尔基复合体，线粒体和溶酶体较多。

　　功能：对生精细胞起支持和营养作用，吞噬和消化精子成熟后脱落的残余胞质。合成和分泌雄激素结合蛋白，促进精子释放入管腔，参与构成血睾屏障。

　　睾丸间质细胞

　　分布：生殖小管之间，三五成群分布。

　　LM：体大、胞质嗜酸性，圆形或多边形，核圆居中，核仁明显。

　　EM：具有分泌类固醇激素细胞的超微结构特点。

　　功能：分泌雄激素，促进精子的发生和男性生殖器官的发育。

目 标 检 测

一、A₁ 型题

1. 在青春期以前生精小管中一般只有（　　）
   A. 支持细胞和精子
   B. 初级精母细胞和精原细胞
   C. 精子细胞和精原细胞
   D. 支持细胞和精原细胞
2. 睾丸的功能（　　）
   A. 产生精子
   B. 产生精子和分泌雄性激素
   C. 产生精子和分泌雄性激素和雌性激素
   D. 产生精子和合成雄性激素结合蛋白
3. 生精小管内最先形成的单倍体细胞是（　　）
   A. 初级精母细胞　　　B. 次级精母细胞
   C. 精子细胞　　　　　D. 精原细胞
4. 关于睾丸支持细胞的描述哪项错误（　　）
   A. 单层柱状细胞，轮廓清晰可辨
   B. 核不规则形，着色浅
   C. 细胞基部紧贴基膜
   D. 相邻支持细胞基底侧有紧密连接
5. 下列哪种细胞在切片上不易见到（　　）
   A. 精原细胞　　　　　B. 初级精母细胞
   C. 次级精母细胞　　　D. 精子细胞

二、B₁ 型题

（第 6～11 题共用备选答案）
   A. 睾丸　　　　　　　B. 直精小管
   C. 睾丸网　　　　　　D. 生精小管
   E. 输精管
6. 不仅产生生殖细胞，也具有内分泌功能（　　）
7. 管壁由黏膜、肌层、外膜三层组成（　　）
8. 上皮为假复层柱状（　　）
9. 上皮为单层立方或单层柱状（　　）
10. 上皮为单层立方（　　）
11. 位于睾丸纵隔（　　）

（第 12～16 题共用备选答案）
   A. 最先成为含 23 条染色体的生精细胞
   B. 含有多种酶的生精细胞
   C. 染色质常呈丝球状的生精细胞
   D. 不再进行分裂的圆形生精细胞
   E. 最幼稚的生精细胞
12. 精原细胞（　　）
13. 初级精母细胞（　　）
14. 次级精母细胞（　　）
15. 精子细胞（　　）
16. 精子（　　）

第 16 章　女性生殖系统

📖 **学习目标**

1. 卵丘、排卵、黄体。
2. 卵泡的结构及卵泡的发育过程。
3. 输卵管壁的层次结构。
4. 乳腺的一般结构。
5. 子宫内膜的结构及周期性变化规律。

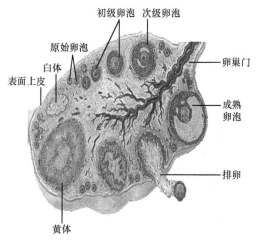

图 16-1　卵巢微细结构示意图

女性生殖系统分内生殖器和外生殖器两部分。内生殖器包括卵巢、输卵管、子宫和阴道。卵巢产生卵细胞和分泌女性激素，输卵管是输送卵细胞和受精的场所，子宫是产生月经和孕育胎儿的器官。乳腺是产生乳汁哺育婴儿的器官，故列入本章叙述。

一、卵　　巢

卵巢（ovary）表面覆盖一层单层扁平或单层立方上皮，上皮下方是一薄层致密结缔组织，称白膜。卵巢的实质可分为外周的皮质和中央的髓质两部分（图 16-1）。皮质占卵巢的大部分，含有不同发育阶段的卵泡、黄体、白体和退变的闭锁卵泡等。髓质位于中央，范围较小，由疏松结缔组织构成，内含丰富的血管、淋巴管和神经，与皮质无明显分界。近卵巢门处的结缔组织中有少量门细胞，类似睾丸的间质细胞，可分泌雄激素。

（一）卵泡的发育与成熟

卵巢具有明显的年龄特征，胚胎第 5 个月两侧卵巢有原始卵泡 700 万个，胎儿出生后，含 100 万～200 万个原始卵泡，青春期时约 4 万个，更年期约有几百个。进入青春期以后，在垂体分泌的卵泡刺激素（FSH）和黄体生成素（LH）作用下，一般每个月经周期只有一个卵泡发育成熟，并排出一个卵，左右卵巢交替排卵。女性一生排卵 400 个左右，其余均退化。绝经期后卵巢不再排卵。卵泡（follicle）由卵母细胞和卵泡细胞组成（图 16-2）。卵泡的发育分为原始卵泡、初级卵泡、次级卵泡和

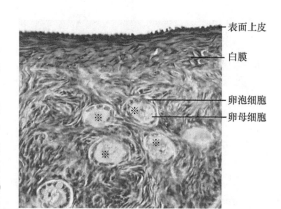

图 16-2　各期卵泡模式图

成熟卵泡四个阶段。初级卵泡和次级卵泡又合称生长卵泡。

考点提示：
卵泡的发育
阶段，各阶
段的特点。

1. 原始卵泡（primordial follicle）　原始卵泡位于皮质浅层，体积小，数量多，由中央的一个初级卵母细胞和周围一层扁平的卵泡细胞组成，青春期以前，卵巢内仅有原始卵泡。初级卵母细胞由胚胎时期的卵原细胞分化形成。

2. 初级卵泡（primary follicle）　从青春期开始，原始卵泡在 FSH 作用下，开始生长发育为初级卵泡。从原始卵泡到初级卵泡，主要变化：①初级卵母细胞体积增大，核也变大，胞质内粗面内质网、高尔基复合体、游离核糖体等细胞器增多；②卵泡细胞由单层扁平变为单层立方或柱状，并增殖为多层；③在初级卵母细胞的周围出现一层富含糖蛋白质的嗜酸性均质状膜称为透明带（zona- pellucisa）。透明带是由卵泡细胞和初级卵母细胞共同分泌产生。卵泡细胞的细长突起可伸入透明带和初级卵母细胞的微绒毛或细胞膜相接触，形成缝管连接，有利于卵泡细胞将营养物质输送给初级卵母细胞、沟通信息、协调发育（图 16-1，图 16-2，图 16-3）；④随着初级卵泡的体积增大，卵泡周围的结缔组织逐渐分化成卵泡膜，但与周围结缔组织无明显分界。

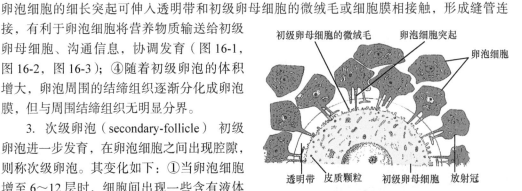

图 16-3　初级卵母细胞和卵泡细胞结构示意图

3. 次级卵泡（secondary-follicle）　初级卵泡进一步发育，在卵泡细胞之间出现腔隙，则称次级卵泡。其变化如下：①当卵泡细胞增至 6～12 层时，细胞间出现一些含有液体的小腔隙，小腔互相融合逐渐合并成一个大腔，称卵泡腔（follicular antrun），腔内充满了卵泡液，卵泡液由卵泡细胞的分泌液和卵泡膜血管渗出液组成，内含雌激素、营养物质及多种生物活性物质，对卵泡发育成熟有重要影响。②由于卵泡液不断增多，卵泡腔相继扩大，初级卵母细胞、透明带及其周围的部分卵泡细胞被挤向一侧，形成一丘状隆起，称为卵丘（cumulus oophorus）。③紧贴透明带的一层卵泡细胞为柱状，呈放射状排列，称放射冠（corona rasiata）。分布在卵泡腔周边的卵泡细胞较小，构成卵泡壁，称为颗粒层（stratum graunlosum），卵泡细胞改称颗粒细胞。④卵泡膜逐渐形成，随着卵泡增大，卵泡膜更加明显并分为内、外两层。内层毛细血管丰富含有较多的多边形或棱形的膜细胞，膜细胞合成雄激素，透过基膜，在颗粒细胞内转化为雌激素。雌激素只有少量进入卵泡液，大部分进入血液循环。外层与周围结缔组织无明显界限，由环形排列的胶原纤维和平滑肌纤维构成，细胞无内分泌功能（图 16-2，图 16-4）。

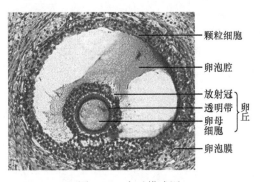

图 16-4　卵丘模式图

颗粒细胞

卵泡腔

放射冠
透明带 ⎫卵
卵母⎬丘
细胞⎭

卵泡膜

4. 成熟卵泡（mature follicle）　是卵泡发育的最后阶段，在 FSH 的基础上，经 LH 的刺激，次级卵泡发育成成熟卵泡，初级卵母细胞直径可达 125～150μm。卵泡体积最大，直径可达 20mm，并向卵巢表面突出。成熟卵泡（图 16-1，图 16-5）的卵泡腔很大，颗粒层很薄，颗粒细胞也不再增殖。排卵前 36～48 小时，初级卵母细胞完成第一次成熟分裂形成一个次级卵母细胞和很小的第一极体（图 16-6），第一极体很小，位于次级卵母细胞和透明带之间的卵周间隙。次级卵母细胞随即进入第二次分裂，停止于分裂中期。

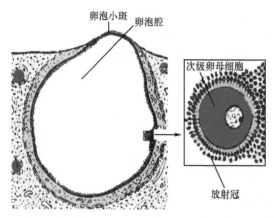

图 16-5　成熟卵泡模式图

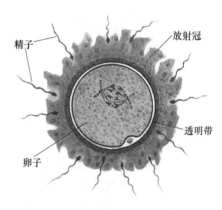

图 16-6　第一极体、放射冠、透明带、
次极卵母细胞模式图

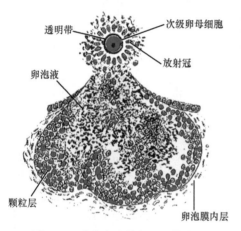

图 16-7　成熟卵泡排卵过程模式图

（二）排卵

卵泡成熟后，卵泡腔内卵泡液剧增，其内压升高，且向卵巢表面突出，突出部分的卵泡壁破裂（图 16-1，图 16-7），次级卵母细胞、透明带和放射冠随卵泡液一起排出卵巢进入腹膜腔，这一过程叫排卵（ovulation）。排卵一般在月经前 14 天。卵排出后若在 24 小时内不受精，次级卵母细胞即退化消失；若受精，则完成第二次成熟分裂，形成 1 个成熟的卵细胞和第二极体。

（三）黄体的形成和退化

排卵后，残留的卵泡壁塌陷，卵泡颗粒层、卵泡膜和血管也随之陷入卵泡腔，在 LH 的影响下，逐渐发育成一个体积较大而富有血管的具有内分泌功能的细胞团，新鲜时呈黄体，称黄体（corpus luteum）（图 16-1）。其中由颗粒细胞增殖分化的颗粒黄体细胞，数量多，体积大，染色浅，位于黄体中央，分泌孕激素。卵泡膜细胞改称为膜黄体细胞，数量少，体积小，胞质和核染色深，主要位于黄体周边，与颗粒黄体细胞协同作用分泌雌激素。黄体维持的时间，取决于排出的卵是否受精，如未受

病例 16-1

　　患者，女，20 岁，学生，未婚。初潮年龄 16 岁，患者自诉，月经不正常，一般 3～4 个月来一次，量少，用 2～3 张卫生巾，最近 1～2 年，有时半年来一次，2～3 天干净。查体：发育正常，标准体重，女性特征，生殖器发育正常。血液检查：睾酮和雌激素偏高。超声波检查：双侧卵巢可见数个囊泡，其中左侧有一个直径达 3cm。由于未婚，未做子宫检查。

　　初步诊断：多囊卵巢综合征。

　　请思考以下几个问题：

　　1．卵泡的生长、发育与什么激素有关？

　　2．正常女性月经周期一般为多长时间，月经量为多少？

　　3．卵巢内囊泡是怎样形成的？

精两周后黄体即开始退化，这种黄体叫月经黄体。如果受精，黄体继续发育生长，直到妊娠 4～6 个月后才开始退化，这种黄体称妊娠黄体。月经黄体和妊娠黄体退化时黄体细胞发生脂肪变性，萎缩退化，最后由增生的结缔组织取代，形成白色瘢痕，称白体（corpus albicans）。

多囊卵巢综合征

多囊卵巢综合征是一种以慢性卵巢不排卵、闭经或月经稀发，偶尔有月经频多或过多者，不孕、肥胖、多毛和卵巢多囊性增大为临床特征的综合征候群。其发病原因比较复杂，可能与下面三个因素有关：

① 垂体促性腺激素的分泌失调：当病人由于情绪紧张、药物、疾病等因素导致下丘脑的功能失调时，FSH 的持续少量刺激，使卵巢不断出现很多不成熟的囊状卵泡，LH 的分泌持续高于正常，使卵泡膜细胞增生和黄体化，造成卵巢的多囊性病变。

② 肾上腺皮质功能紊乱：部分肾上腺肿瘤、肾上腺皮质增生或库欣病时，也常伴随无排卵，类似多囊性卵巢的表现，经治疗后可恢复有周期性排卵的正常月经，故认为肾上腺的雄激素过量也可引起多囊卵巢综合征。

③ 卵巢类固醇生成所需酶系统的功能缺陷：由于卵巢酶系统发生紊乱，影响丘脑下部周期中枢的功能，造成 LH 于 FSH 比例失常。从而导致该病的发生。

链接

（四）闭锁卵泡

卵巢的绝大部分卵泡不能发育成熟，它们在卵泡发育的各阶段逐渐退化，退化的卵泡称为闭锁卵泡（atretic follicle）。

二、输 卵 管

输卵管为一对细长肌性管道，管壁由内向外分黏膜、肌层和浆膜三层组成（图 16-8）。

黏膜形成许多纵向的皱襞，以输卵管壶腹最发达。黏膜上皮为单层柱状上皮，由纤毛细胞和分泌细胞组成。纤毛细胞向子宫方向

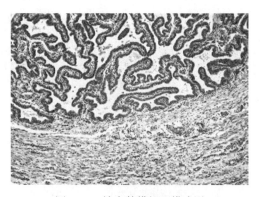

图 16-8 输卵管横切面模式图

摆动，使卵细胞向子宫方向移动并阻止病菌进入腹膜腔。分泌细胞顶部胞质内有分泌颗粒，其分泌物构成输卵管液。黏膜固有层为薄层的结缔组织（图 16-9）。肌层以峡部最厚，由内环、外纵排列的两层平滑肌组成。浆膜由间皮和富含血管的疏松结缔组织组成。

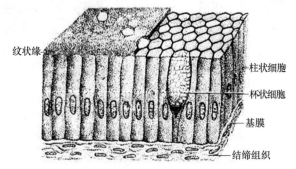

图 16-9 输卵管上皮模式图

三、子　宫

病例 16-2

　　患者李某，女，22岁，未婚，学生。患者17岁初潮，月经3～5月一次，量少色淡红，两天干净。近一年来，月经量减少，用纸6张，末次月经为2003年9月10日，量少，用纸3张，色淡红。形体消瘦，头晕腰酸，白带量多，肛查：子宫颈细长，子宫中位，略小。

　　初步诊断：闭经。

　　请思考以下几个问题：

　　1．李某月经是否正常？

　　2．正常的月经周期分期及子宫内膜变化如何？

　　子宫为肌性器官，腔窄壁厚，由内向外依次为内膜、肌层、外膜（图16-10）。

（一）子宫壁的组织结构

　　子宫内膜由单层柱状上皮和固有层组成。上皮由分泌细胞和少量纤毛细胞构成。固有层较厚，内有大量低分化的棱形或星形细胞，称为基质细胞，富含子宫腺，血管较丰富，其血管来自子宫动脉的分支，从肌层垂直伸入子宫内膜，弯曲盘旋形成螺旋动脉（图16-11）。螺旋动脉在内膜浅层形成毛细血管网，毛细血管汇入小静脉，经过基底层，又穿越肌层，汇合成子宫静脉。

　　子宫内膜可分为浅、深两层。浅层较厚为功能层（founctonal layer），可随月经周期变化而发生剥离、出血、修复过程。深层为基底层（basal layer），较薄与肌层相邻，不发生周期性变化，有修复功能层的作用。

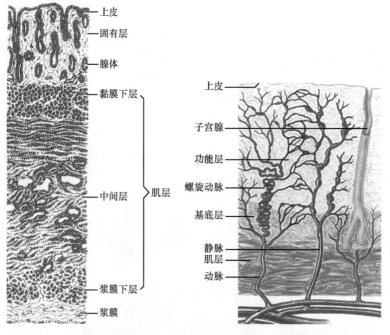

图 16-10　子宫壁结构示意图　　图 16-11　子宫内膜腺与血管模式图

（二）子宫内膜周期性变化

　　自青春期开始，在卵巢分泌的雌激素和孕激素的作用下子宫内膜的功能层出现周期性的变化，每 28 天左右发生一次子宫内膜剥落、出血、修复和增生的过程，称为月经周期（menstrual cycle）。以月经来潮的第一天作为周期的第一天，月经周期一般分三期：月经期、增生期、分泌期（图 16-12）。

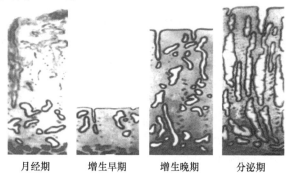

月经期　　增生早期　　增生晚期　　分泌期

图 16-12　子宫内膜周期性变化模式图

1. 月经期（menstrual plase）　月经周期的第 1～4 天。排卵未受精，黄体退化，孕激素和雌激素分泌下降，螺旋动脉发生收缩，子宫内膜缺血导致包括血管在内的各种组织坏死。而后又出现短暂扩张，血液涌入子宫内膜的浅层，内膜表层崩溃，坏死的组织块及血液进入子宫腔，从阴道排出，即为经血。在此期末，功能层全部脱落，基底层的腺上皮迅速分裂增生，并向子宫腔面展开，修复内膜上皮，并进入增生期。

2. 增生期（proliferative phase）　为月经周期的第 5～14 天。此期卵巢有卵泡生长发育，故又称卵泡期。在卵泡产生的雌激素作用下，表现为上皮细胞与基质细胞分裂增生。增生早期子宫腺少、细而短。增生晚期，子宫内膜增厚至 2～3mm，子宫腺增多、增长，腺腔增大，腺上皮呈柱状；螺旋动脉也增长、弯曲。此时卵巢内的卵泡成熟、排泡，子宫内膜进入分泌期。

3. 分泌期（secretory phase）　为月经周期的第 15～28 天。排卵后黄体逐渐形成，故此期又称黄体期。在孕酮的作用下，子宫内膜显著增厚，可达 5mm。子宫腺极度弯曲，腺腔扩张成囊状，充满分泌物，内有大量糖原颗粒。螺旋动脉增长并更加弯曲，伸至子宫内膜表面。固有层内组织液剧增，细胞间质呈现生理性水肿状态，为胚泡的植入做好准备。当卵巢排出的卵细胞未受精，又进入下一个月经期，若受精，内膜继续增厚。

考点提示：子宫内膜的结构及周期性变化规律。

案例 16-2 提示

正常女性的月经周期平均为 28 天，一次月经量为 20～100ml。月经周期的出现与卵巢功能有关，卵巢的功能受垂体的影响，而垂体的功能又受下丘脑的控制。

闭　经

闭经是妇科常见的一种症状，可因全身或局部病变引起，影响女性的生育和身心健康。凡 18 周岁月经尚未来潮的，称原发性闭经；既往曾有过正常月经，现停经 3 个月以上者称继发性闭经；妊娠期、哺乳期、绝经后的闭经以及少女初潮后 1 年以内有闭经者，称生理性闭经。导致闭经的原因很复杂，可能有以下因素。①子宫性因素：先天发育不良或缺如，过度人流。②卵巢性闭经：发育不良。③垂体性闭经：垂体肿瘤、损伤等。④下丘脑性闭经：过度精神紧张、忧虑、生活环境改变导致下丘脑功能失调；多囊卵巢综合征；严重营养不良和某些药物也可导致闭经。

链　接

四、乳　　腺

病例 16-3

　　患者，女 20 岁，未婚，学生。最近感觉月经快来时，乳腺有些胀痛，月经来潮后，稍有减轻。查体：视诊，双侧乳腺发育正常，无红肿及"橘皮样"变，扪诊：双侧乳腺外侧可扪及大小不等的结节状包块，有轻微疼痛，活动度大，质软。

　　初步诊断：乳腺囊性增生。

　　请思考以下问题：

　　1．该病与正常乳腺静止期如何区别？

　　2．乳腺一般组织结构如何？

　　乳腺结构因年龄和功能状态不同而有差异。青春期开始发育，妊娠末期及授乳期可分泌乳汁，称活动期乳腺；无分泌功能的乳腺，称静止乳腺期。

　　（一）乳腺的一般结构

　　乳腺被结缔组织分隔成 15～25 个叶，每个叶又分为若干小叶，每个小叶是一个复管泡状腺。腺泡上皮为单层立方或柱状，在上皮细胞和基膜间有肌上皮细胞。导管包括三级：由单层立方或柱状上皮构成的小叶内导管，由复层柱状上皮构成的小叶间导管和总导管。总导管又称输乳管，开口于乳头，并与乳头表皮相延续。

　　（二）静止期乳腺

　　静止期乳腺是指未孕女性的乳腺，腺体不发达，仅见少量导管和小的腺泡，脂肪组织和结缔组织丰富（图 16-13）。

　　（三）活动期乳腺

　　妊娠期，受大量激素作用，乳腺的小导管和腺泡迅速增生，腺泡增大，结缔组织和脂肪组织相应减少（图 16-14）。至妊娠后期，在垂体分泌的催乳激素的影响下，腺上皮通过顶浆分泌或出胞方式排出脂滴、乳蛋白、乳糖和抗体的蛋白样液体，称初乳。断乳后腺上皮停止分泌，储积的乳汁渐被吸收，腺泡缩小，细胞变性而自溶或被巨噬细胞吞噬清除，结缔组织和脂肪细胞增生，腺体又恢复至静止状态。绝经期后，卵巢激素水平下降，腺体萎缩退化。大部分腺泡和导管逐渐消失。整个腺体逐渐由结缔组织所代替。

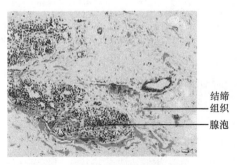

结缔
组织
腺泡

图 16-13　静止期乳腺模式图

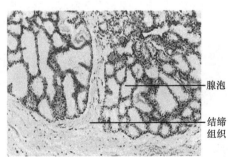

腺泡

结缔
组织

图 16-14　活动期乳腺模式图

病例 16-3 提示

乳腺作为女性哺乳的器官，受雌激素和孕激素的影响，当女性内分泌功能失调，使雌激素和孕激素的比例失调，导致乳腺增生不均匀。未育女性乳腺的腺体比较少，脂肪组织比较多，一般触摸不到包块，一旦发现有包块，要引起注意。

乳房囊性增生病是怎么发生的？与正常的乳腺有哪些不同点？

乳房囊性增生病，又叫慢性囊性乳房病，是妇女多发病，多发生于中年妇女。本病的发生原因可能与内分泌紊乱有关，女性体内性激素障碍，尤其是雌、孕激素比例失调，使乳腺实质增生过度。另外，乳腺实质的结构中部分女性激素受体的质与量异常，使乳腺各部的增生参差不齐。临床表现为乳房胀痛，部分病人有周期性，疼痛与月经有关。体检可于一侧或两侧乳房内发现多个大小不等、圆形、较硬的结节。至于本病有无恶变有争论，但是往往同乳腺癌同时存在，应定期到医院复查，做到早发现早治疗。

五、阴　　道

阴道由黏膜、肌层和外膜构成，黏膜上皮为非角化的复层扁平上皮，在雌激素的作用下，上皮细胞中可出现许多的糖原，上皮细胞脱落后其糖原被阴道内的乳酸杆菌分解为乳酸，使阴道成酸性，可抑制微生物的生长，有保护作用。月经期和老年妇女，由于雌激素的产生和分泌减少，阴道的保护功能下降，容易感染。

小　　结

卵泡的发育是一个动态的过程，要着重掌握卵泡生长、发育的过程和一些重要的名词，如：卵丘、排卵、黄体等，理解成熟卵泡的形态、排卵、黄体和白体的形成。卵泡的发育过程受腺垂体的影响而腺垂体又受下丘脑的影响，还受其他因素的影响，任何一个环节发生改变，都要影响卵泡的发育过程。

掌握月经周期，子宫内膜的周期性变化与卵巢变化关系，熟悉乳腺结构，输卵管是输送卵细胞和受精的场所，子宫是孕育胎儿的场所。不育症、妇科炎症、肿瘤等与这些器官紧密相关，掌握这些器官的组织结构，为以后《病理学》和其他相关学科的学习打下良好的基础。

目 标 检 测

一、A₁ 型题

1. 卵母细胞完成第一次减数分裂是在（　　）
   A. 原始卵泡形成时期
   B. 卵泡生长发育期
   C. 排卵前 48 小时
   D. 排卵时
2. 生长卵泡包括（　　）

   A. 原始卵泡和初级卵泡
   B. 初级卵泡和次级卵泡
   C. 次级卵泡和成熟卵泡
   D. 初级卵泡和成熟卵泡
3. 关于成熟卵泡以下哪一项是错误的（　　）
   A. 见于月经周期的第 15～28 天
   B. 突向卵巢表面

C. 排卵前次级卵母细胞已进入第二次减数分裂

D. 卵泡细胞不能再分裂增生

4. 排卵时排出的成分为（　　）

A. 次级卵母细胞、透明带、放射冠

B. 成熟卵细胞、透明带、放射冠

C. 初级卵母细胞、透明带、放射冠

D. 成熟卵细胞、放射冠和颗粒层细胞

5. 月经周期的哪些天是易受孕时期（　　）

A. 第 4～7 天　　　B. 第 8～11 天

C. 第 12～16 天　　D. 第 17～21 天

6. 月经期后哪种细胞迅速增殖使内膜修复（　　）

A. 残留的内膜上皮细胞

B. 残留的子宫腺细胞

C. 前蜕膜细胞

D. 内膜颗粒细胞

7. 输卵管内膜皱襞最发达的部位是（　　）

A 漏斗部　　　　　B. 壶腹部

C. 子宫部　　　　　D. 峡部

8. 卵泡的透明带是（　　）

A. 由卵母细胞分泌形成

B. 由卵泡细胞分泌形成

C. 由卵泡膜细胞分泌形成

D. 由卵母细胞和卵泡细胞共同形成

9. 卵巢的白体是（　　）

A. 卵巢排卵后组织修复而成

B. 卵泡排卵后形成

C. 黄体退化后形成

D. 卵泡闭锁后形成

二、B₁ 型题

（第 10～17 题共用备选答案）

A. 透明带　　　　　B. 卵泡液

C. 放射冠　　　　　D. 颗粒层

E. 黄体

10. 为紧靠透明带的一层呈放射状排列的卵泡细胞（　　）

11. 为构成卵泡壁的数层卵泡细胞（　　）

12. 由卵母细胞和卵泡细胞分泌而成（　　）

13. 由颗粒细胞分泌物和血浆渗入而成（　　）

14. 由颗粒黄体细胞和膜黄体细胞组成，富含血管（　　）

15. 富含糖蛋白，嗜酸性（　　）

16. 含透明质酸酶和雌激素（　　）

17. 可分泌孕激素和雌激素（　　）

第17章 皮 肤

📖 学习目标

1. 角质形成细胞的结构层次。
2. 皮肤的分层结构及功能特点。
3. 附属器的组成。

皮肤（skin）覆盖于体表，是人体内面积最大的器官，约占体重的16%。皮肤由表皮、真皮两部分组成，借皮下组织与深层组织相连。皮肤有毛发、指（趾）甲、皮脂腺和汗腺等，它们都是由表皮衍生的皮肤附属器。

皮肤作为一个感受器，有丰富的神经末梢，能感受外界各种刺激，皮肤对机体有保护作用，能防止机械性损伤；皮肤内的黑色素细胞能有效地保护紫外线对人体的损害。皮肤的汗腺、血管、脂肪等参与调节体温、水盐代谢及各种物质的分泌、吸收。

一、表 皮

表皮（epidermis）是皮肤的浅层，由角化的复层扁平上皮构成。根据表皮的厚度，皮肤可分为厚皮和薄皮。厚皮仅见于手掌、足趾部，表皮厚度在0.8～1.5mm。其他部位的皮肤均为薄皮，其表皮厚0.07～0.12mm。表皮细胞分为两大类，一类为角质形成细胞，数量较多，构成表皮的主体；另一类是非角质形成细胞，数量少，散在于角质形成的细胞间。

（一）角质形成细胞的分层与角化

角质形成细胞（keratino cyte）在人体的表皮中，手掌和足底的厚表皮结构较典型，从深层到浅层可分为基底层、棘层、颗粒层、透明层和角质层等五层结构（图17-1）。

考点提示：
表皮角质形成细胞的结构层次

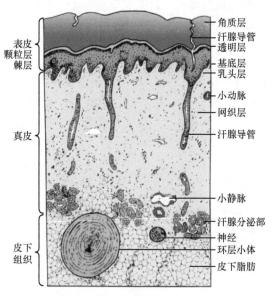

图17-1 手指皮肤结构

1. 基底层　基底层（stratum basal）位于表皮的最深层，附着于基膜上，由一层低矮柱状的基底细胞组成。胞核较大，圆形或椭圆形，胞质少，强嗜碱性。基底细胞是表皮的干细胞，代谢活跃，不断有丝状分裂，产生子细胞以更新表皮，在皮肤的创伤愈合中，基底细胞具有重要的再生修复作用。正常人表皮中约70%的分裂细胞都位于基底层，所以基底层又称生发层。

2. 棘层　棘层（stratum spinosum）位于基底层浅面，由5～10层多边形棘细胞组成。细胞表面伸出许多细小突起呈棘状，故称棘层。棘细胞胞体较大，胞核圆形，胞质较丰富呈嗜碱性。胞质中含有较多的张力原纤维。棘细胞向浅层推移，细胞逐渐变为扁平形。

3. 颗粒层　颗粒层（stratum granulosum）位于棘层的浅表，由3～5层较扁的梭形细胞组成。胞核染色浅，趋于萎缩退化。胞质内充满嗜碱性颗粒，故称颗粒层；这些颗粒称为透明角质颗粒，这些颗粒无膜包被。胞质中的膜被颗粒增多，并以胞吐方式将其内容物排入细胞间隙，构成阻止物质透过表皮的重要屏障，且有助于上皮细胞之间的粘合，增强其牢固度。

4. 透明层　透明层（stratum lucidum）位于颗粒层浅面，由几层扁平细胞组成。胞核及细胞器已消失，在HE染色的切片上，胞质透明并显浅红色，胞质含透明角质，是颗粒层细胞的透明角质颗粒形成的，故名透明层。在表皮比较薄的部位，颗粒层和透明层不甚明显或缺如。

5. 角质层　角质层（stratum corneum）是表皮的最浅层，由多层扁平的角质细胞组成。细胞已完全角化，变得干硬，胞质内充满均质状嗜酸性的角蛋白。角蛋白是一种耐摩擦的物质，它由颗粒层的透明角质颗粒或透明层的透明角质衍生而来。角质细胞互相嵌合，细胞轮廓不清，细胞间隙充满由膜被颗粒释出的物质，它与角质细胞的关系如同水泥包围着砖块一样，构成了表面浅层的牢固屏障。角质层构成皮肤的重要保护层。人体大部分皮肤的表皮较薄，棘层、颗粒层及角质层层数较少，无透明层。表皮由基底层到角质层的结构变化，反映了角质形成细胞增殖、迁移、逐渐分化为角质细胞、然后脱落的过程，与此伴随的是角蛋白及其他成分的合成的量与质的变化。干硬坚固的胶质细胞赋予表皮对多种物理和化学性刺激有很强的耐受力，表皮细胞间隙中的脂质膜状物，可阻止外界物质透过表皮，以及组织液外渗。角质形成细胞不断脱落和更新，更新周期为3～4周。

（二）非角质形成细胞

非角质形成细胞又称树突状细胞，一般位于表皮深层角质形成细胞间，不参与角化，包括黑素细胞、朗格汉斯细胞和梅克尔细胞。

1. 黑素细胞　黑素细胞（melanocyte）是生成黑色素的细胞，分散存在于基底层细胞之间，数量少，胞体较大，并有许多突起，细胞的主要特点是胞质内有许多单位膜包裹的长圆形小体，称黑素体（图17-2）。黑素细胞具有合成黑色素的功能。黑色素能吸收阳光中紫外线，可保护深层组织免受损害，有效预防"皮肤癌"的发生。皮肤颜色的深浅主要取决于表皮基底细胞内黑色素的含量。

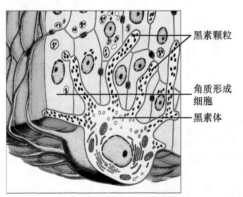

图17-2　黑素细胞模式图

黑素颗粒

角质形成细胞

黑素体

2. 朗格汉斯细胞　郎格汉斯细胞（Langer hans cell）主要存在于棘细胞之间，是一种具有树枝状突起的细胞。电镜下，可见胞质内有特征性的伯贝克颗粒，颗粒呈杆状，中等电子密度，其一端或中间部可有电子透明的膨大。此细胞能识别、结合和处理侵入皮肤的抗原，并把抗原传递给 T 细胞，是皮肤免疫功能的主要细胞，在对侵入皮肤的病原微生物、监视癌变细胞及排斥移植的异体组织中起重要的作用。

3. 梅克尔细胞（Merkel cell） 散在分布于毛囊附近的表皮基底细胞之间，呈扁平形，有短指状突起，在 HE 染色切片上不易辨认。梅克尔细胞数量很少，但在手指尖较多，可能为接受机械刺激的感觉细胞。

二、真 皮

考点提示：
真皮的分层结构及功能特点。

真皮（dermis）位于表皮与皮下组织之间，由致密结缔组织构成。真皮可分为乳头层和网状层两层，二者间无明确界限。身体各部真皮的厚度不等，一般为 1～2mm。

（一）乳头层

乳头层（papillary layer）是紧靠表皮的薄层疏松结缔组织，向表皮突出形成许多嵴状或乳头状隆起，称真皮乳头（dermal papilla）。乳头的形成增加了真皮与表皮的接触面积，有利于两者的连接和表皮的营养代谢。乳头内含丰富的毛细血管和游离神经末梢，在手指掌侧的真皮乳头内含较多触觉小体。

人手指第一节掌侧皮肤，由真皮乳头突起，形成许多整齐的乳头线，在乳头线之间有凹陷的小沟，使表皮表面呈现相应凹凸的花纹，称为指纹，其形状因人而异，且终生不变，在人类学和法医学的理论和实践研究中具有重要意义。

（二）网状层

网状层（reticular layer）在乳头层下方较厚的致密结缔组织，成网，并有许多弹性纤维束，赋予皮肤较大的韧性和弹性，外面还有较多的血管、淋巴管和神经纤维。毛囊、皮脂腺和汗腺也多存在于此层，深部常见环层小体。在真皮下方为皮下组织（hypodermis）即解剖学所称的浅筋膜，由疏松结缔组织和脂肪组织组成，将皮肤与深部结缔组织相连，并使皮肤具有一定的活动性。皮下组织的厚度随个体、年龄、性别和部位等不同有较大差别，具有缓冲、保温、贮存营养等作用。

由于皮下组织结缔组织疏松，临床上皮下注射就是将药液注入此层，药液易于扩散而被吸收。烧伤是皮肤外伤常见的症状，烧伤深度的判断标准，就是按皮肤分层来判断的。通常采用的划分标准是：一度为表皮浅层烧伤；浅二度，烧伤达真皮乳头层；深二度，烧伤达真皮网状层；三度达皮下组织或更深。

三、皮肤的附属器

考点提示：
皮肤附属器的组成。

皮肤附属器包括毛、皮脂腺、汗腺和指（趾）甲等（图 17-3）。

（一）毛

人体皮肤除手掌及足底外，均有毛分布。毛的粗细、长短与所在部位、年龄、性别及生理状况而有差异。头皮的毛最粗，其他部位的毛则较细。

毛（hair）分毛干和毛囊两部分。毛干（hair shaft）露于皮肤的外面；毛根（hair root）埋入在皮肤内，周围包有毛囊。毛囊由上皮组织和结缔组织构成。毛根和毛囊的下端都较膨大，底部凹陷，结缔组织突入其

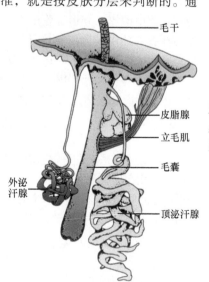

毛干

皮脂腺

立毛肌

毛囊

外泌汗腺

顶泌汗腺

图 17-3 皮肤附属器模式图

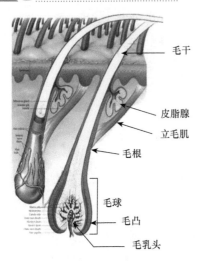

毛干

皮脂腺

立毛肌

毛根

毛球

毛凸

毛乳头

图 17-4　皮毛与毛囊模式图

内，形成毛乳头（hair papilla）。毛乳头内有血管、神经，提供毛发生长的营养，如毛乳头被破坏或退化，毛即停止生长并脱落。毛的颜色取决于毛干内角质细胞含色素量的多少。老人头发变白是由于毛干中色素完全缺乏，且充有空气的原因。毛和毛囊斜长在皮肤内，与皮肤表面呈钝角的一侧附有斜行的平滑肌束，称立毛肌，立毛肌受交感神经支配，遇冷或感情冲动时，使毛发竖立（图 17-4）。

（二）皮脂腺

皮脂腺（sebaceous gland）位于立毛肌和毛囊之间，为泡状腺，分泌部由一个或几个囊状的腺泡构成，其周边部是一层较小的干细胞，它们不断增殖，部分分子细胞中形成脂滴，并向腺泡中心移动。腺泡中央的细胞较大，呈多边形，核固缩，胞质内充满许多脂滴。在近导管处，腺细胞解体，成为皮脂，经粗而短的导管排入毛囊上部或直接排到皮肤表面。皮脂具有柔润皮肤和杀菌作用。

皮脂腺发育和分泌

皮脂腺发育和分泌活动受雄性激素和肾上腺皮质激素的调节，青春期分泌最活跃。当面部的皮脂腺分泌旺盛且导管阻塞时，导致炎性反应而形成痤疮。老年人因雄性激素和肾上腺皮质激素分泌较少，皮脂腺萎缩，故皮肤和毛发均干燥且失去光泽。

（三）汗腺

汗腺遍布全身皮肤，以手掌和足底为最多。汗腺为单管状腺，其分泌部位于真皮深层，蟠曲成团状。腺细胞为一层淡染的锥形细胞，外方有肌上皮细胞，其收缩有助于排出分泌物。导管由两层立方形细胞围成，细胞较小，胞质弱嗜碱性，呈螺旋走行，开口于皮肤表面的汗孔。汗腺的分泌物称汗液，汗液经导管排到皮肤表面，有湿润皮肤的作用，同时，汗腺也随水排出一部分离子和含氯化合物，有助于调节体温和水盐平衡等。腋窝、会阴等处的皮肤，含有一种大汗腺。其分泌物经细菌作用后，可产生一种特殊的臭气，称狐臭。大汗腺在青春期较发达，随年龄增长而逐渐退化。

四、指（趾）甲

指（趾）甲是表皮角质层增厚而成的板状结构。它露在外面的结构，称甲体，甲体的深面为甲床；藏在皮肤深面的部分，称甲根，甲根浅面和甲体两侧的皮肤隆起，称甲皱襞。甲皱襞与甲床之间的沟，称甲沟。甲根附着处的上皮称甲母质，是甲的生长区。甲母质细胞分裂增殖，不断向指（趾）端方向移动并角化形成甲。拔除指（趾）甲后，若能保留甲母质，甲仍能再生。

小　结

表皮角质形成细胞有五层（必须由内到外）：基底层、棘层、颗粒层、透明层、角质层。

非角质细胞有三。黑素细胞：是生成黑色素的细胞，胞体多散在基底细胞之间细长树状分支的突起，深入基底层与棘层细胞之间。电镜下胞质中有特性细胞小体—黑色素。作用是产生黑色素，能吸收紫外线。朗格汉斯细胞：散在于棘层细胞之间。伯比克颗粒呈杆状或网球拍形。作用为皮肤的抗原呈递细胞，能捕获和处理抗原，引起免疫应答。梅克尔细胞：呈扁平状，有短指状突起伸入到角质形状细胞之间，数目很少，位于基地细胞之间，基底面与神经末梢形成类似于突起的结构，作用是接受机械刺激的感觉细胞。

学习本章应着重掌握表皮角质形成细胞的结构层次，真皮的分层结构及功能特点和皮肤附属器的组成。

目 标 检 测

一、A₁ 型题

1. 皮肤由下列哪一项组成（　　）
   A. 表皮和间皮
   B. 表皮和内皮
   C. 表皮和上皮
   D. 表皮和真皮
   E. 间皮和真皮

2. 关于皮肤的结构特征，哪项不正确（　　）
   A. 表皮由角质形成细胞和非角质形成细胞组成
   B. 乳头层内含丰富的毛细血管
   C. 表皮内无汗腺导管
   D. 真皮下方借皮下组织与深部组织相连

3. 表皮衍生的附属器不包括（　　）
   A. 毛发
   B. 汗腺
   C. 皮脂腺
   D. 立毛肌

4. 厚表皮除基底层和角质层外，中间三层由深至浅依次为（　　）
   A. 颗粒层、透明层、棘层
   B. 透明层、棘层、颗粒层
   C. 棘层、颗粒层、透明层
   D. 棘层、透明层、颗粒层
   E. 透明层、颗粒层、棘层

5. 表皮的生发层是哪一层（　　）
   A. 角质层
   B. 颗粒层
   C. 透明层
   D. 棘层
   E. 基底层

二、B₁ 型题

（第 6～10 题共用备选答案）
   A. 基底层
   B. 棘层
   C. 颗粒层
   D. 透明层
   E. 角质层

6. 细胞核渐趋退化的是（　　）
7. 胞质内充满角蛋白的是（　　）
8. 细胞界限不清楚的是（　　）
9. 细胞具有突起的是（　　）
10. 皮肤的生发层的是（　　）

第 18 章 眼 和 耳

📖 **学习目标**

1. 眼球壁的结构特点。
2. 角膜和视网膜的组织结构特点。
3. 眼球内容物的结构特点。
4. 房水的产生及循环途径
5. 位置觉和听觉感受器的组织结构特点。

病例 18-1

患者，男，6 岁。不慎被竹签刺伤左眼，即感疼痛、视物不清，并有少量血水流出。入院检查：左眼视力下降，角膜水肿，角膜边缘可见伤口，有血管膜组织脱出，前房下 1/3 积血，虹膜根部离断，瞳孔变形，晶状体移位，玻璃体内少量积血，眼底不能窥及，眼压降低。诊断为左眼穿通伤。

问题：

1. 为什么会出现视力下降？
2. 眼球穿通伤可能损伤哪些结构？
3. 可能引起哪些并发症？

一、眼

眼是人体的视觉器官，又称视器，具有感光、成像等功能，包括眼球和眼副器两部分。

眼球位于眶内，近似球体，由眼球壁和眼球内容物构成。眼副器包括眼睑、结膜、泪器和眼外肌等。

考点提示：眼球壁的层次结构。

图 18-1 角膜的层次结构

（右侧标注：角膜上皮、前界层、角膜基质、后界层、角膜内皮）

（一）眼球壁

眼球壁由外向内分纤维膜、血管膜和视网膜三层。

1. 纤维膜（fibrous tunic） 由致密结缔组织构成，具有保护、支持作用，分为角膜和巩膜两部分。

（1）角膜（cornea）：占纤维膜前 1/6，呈前凸圆盘状，无色透明，有屈光作用。角膜无血管和淋巴管，营养来自房水和角膜缘的血管。角膜神经末梢丰富，感觉敏锐。

角膜由前向后分角膜上皮、前界层、角膜基质、后界层和角膜内皮五层结构（图 18-1）。

角膜上皮（corneal epithelium）为未角化的复层扁平上皮，基底层平坦，细胞呈矮柱状，具有增殖能力。

前界层（anterior limiting lamina）由基质和胶原原纤维构成的薄层结构。

角膜基质（corneal stroma）是角膜中最厚的一层，主要由多层胶原板层构成，胶原板层内含大量平行排列的胶原原纤维，相邻板层的纤维排列方向相互垂直。板层间散在分布有成纤维细胞，可以合成基质和纤维。此层受损可形成瘢痕，影响视力。

后界层（posterior limiting lamina）结构与前界层相似，但较前界层薄。

角膜内皮（corneal endothelium）为单层扁平上皮，参与后界层的形成与更新。

角膜无色透明的决定因素：①角膜无血管和色素；②上皮基部平坦；③基质纤维均匀、排列规则；④含水量适当。

角 膜 移 植

角膜移植就是用正常的眼角膜替换患者现有病变的角膜，使患眼复明或控制角膜病变，达到增进视力或治疗某些角膜疾患的眼科治疗方法。因为角膜本身不含血管，处于"免疫赦免"地位，使角膜移植的成功率位于其他同种异体器官移植之首。

移植材料根据其来源可分为：活体捐赠与尸体捐赠。目前国内的角膜移植材料绝大多数还是来源于新鲜尸体（供体），尤其死于急性疾病或外伤者。其中以 18-35 岁最佳，六个月以内的婴儿与九十岁以上的老年人，因其角膜功能差，不适合捐献。一般在死后 6 小时以内摘取，角膜上皮完整、基质透明、厚度不变者（无水肿）为佳，如果将新鲜角膜材料经保存液或深低温特殊处理，则可保持数天或数周后待用。

链 接

考点提示：
角膜的组织
结构

（2）巩膜（sclera）：占纤维膜后 5/6，瓷白色，坚韧（图 18-2）。前部外表面有球结膜覆盖，在与角膜移行处深部有一环行血管，称巩膜静脉窦（scleral venous sinus），是房水回流的部位。

2. 血管膜（vascular tunic）　由疏松结缔组织构成，富含血管和色素细胞，具有营养和遮光作用。从前向后分为虹膜、睫状体和脉络膜三部分。

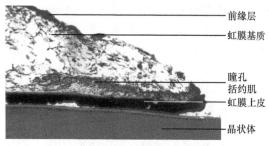

图 18-2　眼球壁层次结构

前缘层
虹膜基质
瞳孔括约肌
虹膜上皮
晶状体

考点提示：
血管膜的结构

（1）虹膜（iris）：位于角膜和晶状体之间，呈圆盘状，其颜色有种族和个体差异，国人多为棕色。虹膜周缘与睫状体相连，中央有一圆孔称瞳孔，具有调节光线作用。虹膜内有两种平滑肌，一种环绕瞳孔排列，称瞳孔括约肌，收缩时瞳孔缩小；另一种呈放射状排列，称瞳孔开大肌，收缩时瞳孔开大。

（2）睫状体（ciliary body）：位于角膜和巩膜移行处内面，呈环形增厚。睫状体前内侧伸出呈放射状排列的睫状突，其上有睫状小带与晶状体相连。

睫状体由上皮、睫状肌和基质构成。睫状体上皮有分泌房水的作用。睫状肌为平滑肌，收缩时可使睫状小带松弛，晶状体因自身弹性变凸，调节视力。如果长时间看近物，睫状体将持续收缩，导致用眼疲劳，甚至近视。

（3）脉络膜（choroid）：占血管膜后 2/3，衬于巩膜内面，内贴视网膜，内含丰富血管及色素细胞，对视网膜有营养和遮光的作用。

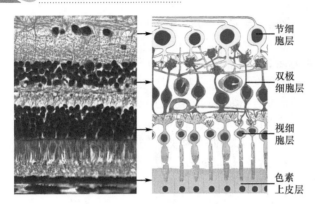

节细胞层
双极细胞层
视细胞层
色素上皮层

图 18-3　视网膜层次结构

3. 视网膜（retina）位于血管膜内面，可分为视部和盲部两部分。盲部贴于虹膜和睫状体内面，无感光作用。视部位于脉络膜内面，具有感光作用。

视网膜视部分内、外两层，外层为色素上皮层，内层为神经层，两层间连接疏松，视网膜脱离常发生于此（图 18-3）。

（1）色素上皮层（pigment epithelium）：单层立方上皮，细胞顶部有突起伸入视细胞间，细胞内含有大量的色素颗粒，可吸收光线，使视细胞免受强光损害。此外，色素上皮还有储存维生素 A 的作用。

（2）神经层：由外向内依次可分为视细胞层、双极细胞层和节细胞层三层。

① 视细胞层：由视细胞（visual cell）构成。视细胞是接受光线刺激的感受器，又称感光细胞，可分为视锥细胞（cone cell）和视杆细胞（rod cell）两种。

视锥细胞主要分布于视网膜中部，胞体向外侧伸出圆锥形的突起，内含感光物质视色素，它主要感受强光，有辨色能力。人具有三种视锥细胞，分别含有对红、蓝和绿三种光敏感的视色素。如果缺乏相应视锥细胞可导致色觉障碍，称色盲。临床以红绿色盲多见，蓝色盲极少。

视杆细胞主要分布于视网膜周围部，胞体向外侧伸出细长的杆状突起，内含感光物质视紫红质，它主要感受弱光，不能辨色。维生素 A 缺乏，可引起视紫红质不足，导致夜盲症。

② 双极细胞层：由双极细胞（bipolar cell）构成，为双极神经元，是连接视细胞和节细胞的中间神经元。

③ 节细胞层：由节细胞（ganglion cell）构成，为多极神经元，树突与双极细胞联系，轴突向眼球后极汇集并穿出眼后壁，组成视神经。节细胞轴突穿出处形成的盘状结构，称视神经盘（optic disc）。此处无视细胞，无感光能力，为生理盲点。此处也是视网膜中央血管进出眼球的部位。在视神经盘的颞侧约 3.5mm 处有一黄色区域称黄斑（macula lutea），其中央凹陷称中央凹（central fovea）。此处只有视锥细胞，与双极细胞、节细胞为一对一联系，是视力最精确而敏锐部位。

考点提示：视网膜的组织结构。

（二）眼球内容物

眼球内容物包括房水、晶状体和玻璃体。它们均无血管分布，无色透明，构成了眼的屈光系统。

1. 房水（aqueous humor）　充盈于眼房内，为无色透明的液体。眼房是角膜与晶状体间的间隙，被虹膜分为前房和后房，二者借瞳孔相通。房水由睫状体上皮产生，由后房经瞳孔流至前房，经虹膜与角膜相交所成的虹膜角膜角渗入巩膜静脉窦回流。房水除有屈光作用外，还有营养角膜和晶状体及维持眼压的作用。当房水产生过多或循环障碍时，可引起眼内高压，导致青光眼。

考点提示：房水的产生及循环途径。

2. 晶状体（lens）　位于虹膜与玻璃体之间，呈双凸透镜状，无色透明，具有弹性。周缘借睫状小带与睫状体相连，睫状肌的舒缩可改变晶状体的曲度，进而调节其屈光能力。晶状体的营养来自房水，病变和代谢障碍等可使晶状体混浊，形成白内障。

考点提示：眼屈光系统的组成与功能。

3. 玻璃体（vitreous body）　填充于晶状体和视网膜间，为无色透明胶状物，其中水分占 99%，其余为透明质酸、胶原原纤维等。玻璃体除有屈光作用外，对视网膜还有支撑的作用。

视网膜脱离

视网膜脱离实际上是视网膜的视细胞层与视网膜的色素上皮层之间的分离，并非视网膜与脉络膜分离。色素上皮层与视细胞层结合疏松，故在一些致病因素的作用后，色素上皮层与视细胞层分离，形成视网膜脱离。视网膜不能紧贴眼球壁内面，光线不能正常的落在视网膜上。感光细胞不能感受光的刺激而把信号传向脑，造成视觉障碍。

当光波通过角膜、房水、晶状体、玻璃体一系列折光装置，成像于视网膜上后。视细胞接受光的刺激，将光能转变为神经冲动，经双极细胞和节细胞的传递，最后由视神经传到大脑皮质，产生视觉。

（三）眼睑

眼睑（eyelid）覆盖于眼前方，有保护作用。由外向内有五层。

1. **皮肤** 薄而柔软，睑缘处生有睫毛，睫毛根部有小的皮脂腺（Zeis 腺）和汗腺（Moll 腺）开口。如用眼不卫生致局部发生炎症肿胀，称睑腺炎。

2. **皮下组织** 疏松结缔组织，易发生水肿。许多疾病引起的水肿，首先表现于眼睑。

3. **肌层** 主要为眼轮匝肌和提上睑肌，二者均为骨骼肌，前者收缩可闭合睑裂，后者收缩可提升上睑，开大睑裂。在提上睑肌和睑板之间另有少量平滑肌，受交感神经支配，协助提升上睑，若该神经受损，可致上睑下垂。

4. **睑板** 半月形，由致密结缔组织构成。睑板内有皮脂腺称睑板腺（tarsal gland），导管垂直开口于睑缘，分泌物有保护角膜，滑润睑缘的作用。如睑板腺导管受阻，可形成睑板腺囊肿。

5. **睑结膜** 衬于眼睑内面的薄层透明黏膜，上皮为复层柱状上皮，固有层为薄层结缔组织。睑结膜富有血管和神经末梢，与球结膜在结膜窟窿处互相移行。沙眼衣原体感染可使睑结膜增生形成粗糙不平的外观，形似沙粒，称沙眼，是一种慢性传染性结膜炎。

考点提示：
眼睑的组织结构

单睑与重睑术

单睑是指上眼睑眉弓下缘到睑缘间皮肤平滑，当睁眼时，无皱襞形成，俗称单眼皮。重睑则是指上睑皮肤在睑缘上有一浅沟，当睁眼时此沟以下的皮肤上移，而此沟上方皮肤则松弛在重睑沟处悬垂向下折叠成一横行皮肤皱襞，称重睑，俗称双眼皮。

重睑术也称双眼皮成型术，是整形美容外科最常见的手术之一。手术方法一般分为切开法和埋线法两大类。基本的原理是使眼睑皮肤与提上睑肌腱膜建立起联系，使睁眼时上睑皮肤能凹陷形成重睑沟。

二、耳

病例 18-2

患者，女，33岁。反复发作的突发性眩晕，伴右耳耳鸣。发作时自觉天旋地转并有漂浮感，伴有恶心呕吐、面色苍白、出冷汗等症状，几分钟后可自然缓解，间歇期数周或数月不定。自觉右耳听力下降，耳内常有低调嗡嗡声。听力检查：右耳感音神经性耳聋。

初步诊断：梅尼埃病。

问题：

1．患者病变部位在哪里？

2．损伤了什么结构？

耳是位觉和听觉器官，也称前庭蜗器，包括外耳，中耳和内耳三部分。

内耳位于颞骨岩部内，由一系列结构复杂的管道组成，故又称迷路，包括骨迷路（osseous labyrinth）和膜迷路（membranous labyrinth）。骨迷路为骨性隧道，膜迷路为套在骨迷路内的膜性隧道，二者之间充满外淋巴，膜迷路内充满内淋巴。内、外淋巴有营养和传递声波的作用。膜迷路由膜半规管、椭圆囊、球囊和蜗管组成。膜迷路管壁的某些部位黏膜增厚，上皮特化形成位觉感受器和听觉感受器，包括壶腹嵴、椭圆囊斑、球囊斑和螺旋器等。

考点提示：位觉和听觉感受器的结构、功能。

（一）壶腹嵴

壶腹嵴（crista ampullaris）位于膜半规管的壶腹内（图18-4），为局部黏膜增厚突入管腔形成的嵴状隆起，属位觉感受器，可感受旋转变速运动。上皮由呈高柱状的支持细胞和呈烧瓶状的毛细胞构成。支持细胞分泌的糖蛋白形成圆锥状的胶质称壶腹帽，覆盖于毛细胞和支持细胞的表面。毛细胞顶部有纤毛伸入壶腹帽中，基底部有前庭神经的末梢分布。当头部做旋转运动时，将导致膜半规管内的内淋巴流动，使壶腹帽倾斜，刺激毛细胞产生神经冲动，信息经前庭神经传入脑，使人感知当前所处位置的变化。

考点提示：壶腹嵴的组织结构特点和功能。

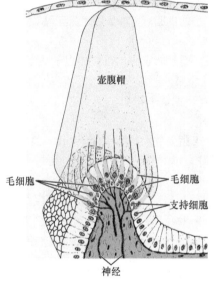

图18-4　壶腹嵴结构模式图

（二）椭圆囊斑和球囊斑

椭圆囊斑（macula utriculi）和球囊斑（macula sacculi）分别位于椭圆囊和球囊内，为局部黏膜增厚形成的斑状隆起，二斑相互垂直，属位觉感受器，可感受直线变速运动。椭圆囊斑和球囊斑的结构与壶腹嵴相似，也由支持细胞和毛细胞构成。支持细胞分泌的糖蛋白形成斑状的位砂膜，位砂膜表面含极小的碳酸钙结晶称位砂（图18-5）。毛细胞的顶部有纤毛插入位砂膜，基底部有前庭神经的末梢分布。不管头部处于静止状态或做直线运动，位砂都会由于重力作用刺激毛细胞产生神经冲动，信息经前庭神经传入脑，使人感知头部静止时的位置觉和直线变速运动的刺激。

考点提示：椭圆囊斑和球囊斑的组织结构特点和功能。

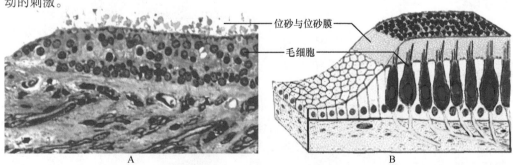

图18-5　位觉斑结构模式图

（三）螺旋器

螺旋器（spiral organ）又称柯蒂器（organ of corti），位于蜗管的基底膜上（图 18-6），呈螺旋形走行，属听觉感受器，可感受声波刺激。螺旋器由支持细胞和毛细胞构成，其上覆盖的胶质状盖膜，盖膜一端连骨螺旋板，另一端游离。支持细胞按形态可分为柱细胞和指细胞。柱细胞呈基部较宽的高柱状，按部位排成内柱细胞和外柱细胞两行，其间夹一三角形的隧道。指细胞呈杯状，排在内柱细胞内侧的指细胞有 1 列，称内指细胞；排在外柱细胞外侧的指细胞有 3～4 列，称外指细胞。毛细胞位于指细胞顶部的凹陷内，柱状，其游离面有纤毛称听毛（图 18-7），一些听毛插入其上覆盖的盖膜中，基底部有耳蜗神经的末梢分布。

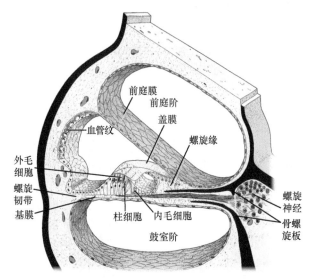

图 18-6　耳蜗、膜蜗管与螺旋器横断面

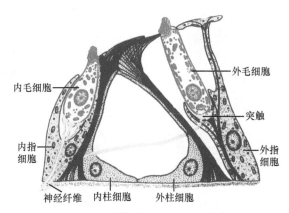

图 18-7　螺旋器毛细胞支持关系

在基底膜中有许多从蜗轴向外呈放射状排列的胶原样细丝，称听弦。人的听弦约有 2000 根，长度自蜗底至蜗顶逐渐递增，可对不同频率的声波产生共振。当蜗底受损时可导致对高音感受障碍，而蜗顶则正相反。

当声波经外耳，中耳传到内耳，引起外淋巴的振动，从而振动前庭膜和蜗管的内淋巴，进而引起基底膜共振，基底膜与盖膜间发生位移，听毛弯曲变形，使毛细胞兴奋，引起神经冲动，信息经蜗神经传入大脑产生听觉。如螺旋器损伤可造成神经性耳聋，这种耳聋常是不可逆的。

考点提示：
螺旋器的组织结构特点和功能

小　结

1. 眼球壁由纤维膜、血管膜和视网膜构成。

纤维膜由角膜和巩膜构成；血管膜由虹膜、睫状体和脉络膜构成；视网膜由视部和盲部构成。

2. 角膜组织结构包括五层：角膜上皮、前界层、角膜基质、后界层和角膜内皮。

3. 视网膜由色素上皮层和神经层构成，神经层由视细胞层、双极细胞层和节细胞层构成；视细胞由视锥、视杆两种细胞构成。

4. 壶腹嵴为位觉感受器，感受旋转变速运动；椭圆囊斑和球囊斑为位觉感受器，感受静止位置觉和直线变速运动；螺旋器为听觉感受器，感受声音。以上三种结构均由支持细胞和毛细胞构成。

目　标　检　测

A₁ 型题

1. 眼球壁由外向内依次为（　　）
   A. 巩膜、血管膜、视网膜
   B. 角膜、血管膜、视网膜
   C. 纤维膜、虹膜、视网膜
   D. 纤维膜、脉络膜、视网膜
   E. 纤维膜、血管膜、视网膜

2. 角膜中最厚的一层是（　　）
   A. 角膜上皮　　　　B. 前界层
   C. 角膜基质　　　　D. 后界层
   E. 角膜内皮

3. 视网膜由外向内依次为（　　）
   A. 色素上皮细胞、节细胞、视细胞、双极细胞
   B. 视细胞、色素上皮细胞、节细胞、双极细胞
   C. 色素上皮细胞、视细胞、节细胞、双极细胞
   D. 色素上皮细胞、视细胞、双极细胞、节细胞
   E. 节细胞、双极细胞、色素上皮细胞、视细胞

4. 感受旋转运动的结构是（　　）
   A. 球囊斑　　　　　B. 椭圆囊斑
   C. 螺旋器　　　　　D. 壶腹嵴
   E. 基底膜

5. 视网膜中央凹处有（　　）
   A. 色素上皮细胞和视锥细胞
   B. 视锥细胞和视杆细胞
   C. 色素上皮细胞和视杆细胞
   D. 视锥细胞和双极细胞
   E. 视杆细胞和双极细胞

6. 视网膜脱离是指哪两层分离（　　）
   A. 视网膜与血管膜
   B. 视网膜与玻璃体
   C. 视细胞层与双极细胞层
   D. 血管膜与色素上皮层
   E. 视细胞层与色素上皮层

7. 夜盲症是因为（　　）
   A. 维生素 A 缺乏
   B. 视紫红质缺乏
   C. 视色素缺乏
   D. 晶状体混浊
   E. 眼内压升高

第19章 内分泌系统

📖 学习目标

1. 内分泌系统的组成和功能。
2. 甲状腺、甲状旁腺、肾上腺和垂体的微细结构。
3. 甲状腺、甲状旁腺、肾上腺和垂体所分泌激素的名称和功能。

内分泌学的研究进程

我国对内分泌学的研究经历了三个阶段：腺体内分泌学研究：主要研究内分泌器官的结构和其分泌激素的主要功能；组织内分泌学研究：主要通过激素的放射性核素标记、免疫荧光显微技术、冷冻割断或蚀刻复型法等多种试验方法研究激素的提纯、抗体的制备、对微量元素的精确测定及激素对恶性肿瘤的影响；分子内分泌学研究：研究深入到分子水平，国内应用基因重组激素合成人胰岛素、生长激素等，广泛应用于临床，造福人类。

一、概　　述

内分泌系统是机体的调节系统，与神经系统密切联系、相互配合、共同维持人体内环境的相对稳定，调节机体的生长发育和各种代谢活动，并控制生殖，影响行为。

（一）内分泌系统的组成

内分泌系统在体内有三种不同的存在形式：①肉眼可见，独立存在的内分泌器官：如甲状腺、甲状旁腺、肾上腺、脑垂体、松果体等，又称内分泌腺。②成群分布于其他器官内的内分泌细胞群：如胰腺中胰岛，睾丸中的间质细胞，卵巢中的黄体和门细胞等，又称为内分泌组织。③散在分布于其他组织器官中的内分泌细胞：APUD 系统的细胞，主要分布在消化道、呼吸道、泌尿生殖管道和中枢神经系统等处。

内分泌腺的组织结构特点：①腺细胞通常排列呈索状、团状或囊泡状；②无排送分泌物的导管，又称无管腺；③腺组织含有丰富的毛细血管和毛细淋巴管。

（二）激素

内分泌细胞合成和分泌的高效能的生物活性物质称激素（hormone）。大多数内分泌细胞分泌的激素直接进入血液循环作用于远距离的特定的效应细胞。少部分内分泌细胞的激素可直接作用于邻近细胞，称旁分泌（paracrine）；还有的内分泌细胞的激素作用于细胞本身，称自分泌（autocrine）。每种激素作用的特定器官或特定细胞，称为这种激素的靶器官（target organ）或靶细胞（target cell）。靶细胞上具有与相应激素相结合的特异性受体，激素与受体结合后产生效应。

激素在机体内如何保持动态平衡

绝大多数内分泌细胞分泌的激素浓度在人体内保持着相对稳定的状态，这是因为①神经调节的结果。大多数激素的合成、释放，直接或间接地受神经系统的调控，有两种方式：

一是在中枢神经系统通过传出神经直接支配内分泌腺体管理其分泌；二是通过其他的腺体间接地进行调节。②体液性反馈调节：内分泌腺体通过分泌激素调节靶细胞，而靶细胞通过其功能活动所产生相应的生理效应，反过来影响内分泌腺体分泌。③血液中某些物质浓度的调节：如血糖浓度升高，刺激胰岛分泌胰岛素，调节血糖水平，使血糖浓度相对稳定。

链　接

激素按化学性质分为含氮激素和类固醇激素两大类。根据分泌激素种类不同腺细胞，其分布与结构也不同（表 19-1）。

考点提示：内分泌系统的组成及内分泌腺的组织结构特点。

表 19-1　两类内分泌细胞比较

细胞	起源	细胞结构特点	分布
分泌含氮激素细胞	内胚层或外胚层	粗面内质网较多，高尔基复合体发达，分泌颗粒有膜包裹	甲状腺、甲状旁腺、脑垂体、肾上腺髓质细胞
分泌类固醇激素细胞	中胚层	滑面内质网丰富，线粒体嵴呈管状含较多的脂肪滴	肾上腺皮质细胞、睾丸间质细胞、黄体细胞

二、甲　状　腺

病例 19-1

患者，女，38 岁。心悸多汗、手抖 1 月余来院就诊。询问病史，近 3 月食量较前明显增加，体重下降 4 公斤，自觉双眼突出，酸胀，偶有畏光、流泪。饮水量明显增多，尿量增多但无尿频、尿急及尿痛，大便次数增多。查体：神清，瞬目减少，睑裂增宽，眼球突出，甲状腺Ⅲ度弥漫性肿大，双侧闻及血管杂音，心率次/分，律不齐，有早搏。实验室检查：T_3 300ng/dl，T_4 24μg/dl，TSH0.001U，WBC5.0×10^9/L。

初步诊断：弥漫性甲状腺肿伴甲状腺功能亢进。

请思考下列问题：

1. 甲状腺的位置及功能。
2. 甲状腺肿大可能会影响到颈部的哪些器官？
3. 何谓甲状腺功能亢进？
4. 甲状腺功能亢进微细结构有何变化？
5. 甲亢会引起心脏病吗？为什么？
6. 甲亢为何会出现"三多一少"？尿量增多而又非肾病？

甲状腺（thyroid gland）分左右两叶，中央以峡部相连，呈"H"形。表面有薄层致密结缔组织被膜包裹。结缔组织深入腺实质，将其分成许多大小不等、分界不明显的小叶。每个小叶内含有 20～40 个甲状腺滤泡（thyroid follicle）。滤泡大小不等，呈圆形、椭圆形或不规则形。滤泡构成甲状腺的实质，滤泡间的结缔组织、血管、神经和淋巴管构成甲状腺间质。在滤泡壁及滤泡之间的结缔组织内含有另一种重要细胞，称滤泡旁细胞（图 19-1）。

（一）滤泡上皮细胞

滤泡上皮细胞（follicular epithelial cell）是组成滤泡壁的主要细胞，为单层立方上皮细胞，核圆形，位于细胞中央，滤泡腔内充满透明的胶质。随功能状态不同细胞形态有差异，功能活跃时，细胞增高呈柱状；反之，细胞变低，甚至呈扁平状（图 19-1）。

电镜下，滤泡上皮基底面有完整的基膜，上皮细胞胞质内有发达的粗面内质网，较多线粒体和溶酶体。甲状腺滤泡上皮细胞合成和分泌甲状腺激素（thyroxine）。

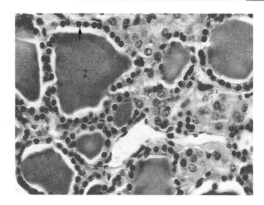

图 19-1 甲状腺

（二）滤泡旁细胞

滤泡旁细胞（parafollicular cell）位于滤泡上皮细胞之间和甲状腺滤泡之间。数量较少，单个或成群存在。在 HE 染色切片上，细胞较大，胞质着色很浅，又称亮细胞。滤泡旁细胞分泌降钙素（calcitonin，TH）是一种多肽，可促进成骨细胞的活动，使骨盐沉积于类骨质，减少破骨细胞的数量，抑制其活动，并抑制胃肠道和肾小管吸收 Ca^{2+}，使血钙浓度降低。降钙素的分泌受血钙浓度的调节，当血钙浓度升高时，其分泌增多；反之，则减少。

三、甲状旁腺

甲状旁腺（parathyroid gland）有上下两对，为扁椭圆形的小体，位于甲状腺两侧叶的后面或埋入甲状腺实质内。实质内腺细胞分为主细胞和嗜酸性细胞两种，排列呈索团状，其间有丰富的有孔毛细血管。

主细胞（chief cell）数量最多，呈多边形，核圆，居中，HE 染色胞质着色浅。能合成和分泌甲状旁腺素（parathyroid hormone，PTH），甲状旁腺素的功能主要是加强破骨细胞的活动，使骨盐溶解，并促进肠和肾小管吸收钙，从而使血钙升高。甲状旁腺素和降钙素的共同调节下，机体维持血钙的相对稳定。

嗜酸性细胞从青春期开始，甲状旁腺内出现嗜酸性细胞，并随年龄增长而增多。单个考点提示：
甲状腺、甲
状旁腺的组
织结构及分
泌激素。

或成群存在于主细胞之间，比主细胞大，核小，染色深，胞质内含有密集的强嗜酸性颗粒。功能尚不明确。

四、肾 上 腺

肾上腺位于左、右肾上端，表面包以结缔组织被膜，被膜结缔组织随血管和神经伸入腺实质，分布在实质细胞团、索之间构成间质。肾上腺实质由周围的皮质和中央髓质两部分构成。

（一）肾上腺皮质

皮质占肾上腺的 80%～90%。根据皮质细胞的形态和排列特征，可将皮质由浅入深分三个带，即球状带、束状带和网状带（图 19-2，图 19-3）。

1. **球状带（zona glomerulosa）**　较薄，位于皮质浅层，约占 15%。细胞聚集成许多球状、团状或半环状。细胞较小，呈矮柱状或锥形，核小，染色深，胞质较少，含少量脂滴。

球状带细胞分泌盐皮质激素（mineralocorticoid），主要是醛固酮（aldosterone），能促进肾远曲小管和集合管重吸收 Na^+ 及排出 K^+，同时刺激胃黏膜吸收 Na^+，使血 Na^+ 浓度升高，血 K^+ 浓度降低。因此，对维持体内电解质和体液的动态平衡起着重要的作用。

2. **束状带（zona fasciculata）**　最厚，位于皮质中层，占 78%。细胞排列成单行或双行细胞索。细胞提及较大，呈多边形，胞核圆形，较大，着色浅，胞质内含大量脂滴，在常规切片中，因脂滴被溶解，故胞质染色浅而显空泡状。

束状带细胞分泌糖皮质激素（glucocorticoid），主要为皮质醇（cortisol），如氢化可的松等。能调节糖、脂肪和蛋白质的代谢，还能抑制炎症、延缓伤口愈合，抑制免疫排斥等作用。

糖皮质激素的应用

糖皮质激素已被临床广泛应用。药理作用有①抗炎作用：能对各种原因引起的炎症都有强大的非特异性抑制作用。②免疫抑制作用：能缓解过敏反应，抑制自身免疫反应，对抗非特异性反应。③抗休克：能加强心肌收缩力，使心排出量增多。④血液及造血系统：能刺激骨髓造血功能。⑤中枢神经系统：能提高神经系统兴奋性。⑥消化系统：能促进胃酸及胃蛋白酶分泌。临床应用：①替代疗法：急、慢性肾上腺皮质功能减退症等。②严重感染或炎症。③自身免疫性疾病及过敏性疾病。④抗休克治疗。⑤血液病。⑥局部应用：接触性皮炎、湿疹等。不良反应：长期大剂量使用可引起①类肾上腺皮质功能亢进综合征。②诱发或加重感染。③诱发或加重消化性溃疡的发生。④高血压和动脉粥样硬化。⑤骨质疏松、肌肉萎缩、伤口愈合延迟等。⑥精神失常。

链接

---

3. **网状带（zona reticularis）**　位于皮质最内层，约占 7%。细胞排列成索状，交错成网。细胞较小，核小，着色深，胞质呈弱嗜酸性，内含较多脂褐素和少量脂滴。

网状带细胞主要分泌雄激素（如去氢异雄酮）及少量的雌激素（如孕酮、雌二醇）。

（二）肾上腺髓质

髓质位于肾上腺中央，占肾上腺的 10%～20%，主要由髓质细胞、血窦和少量的结缔组织构成。髓质细胞呈多边形，核圆，居中，用铬盐固定液固定后，胞质内可见染色棕黄色颗粒，故又称嗜铬细胞（图 19-2）。

电镜下，根据胞质内分泌颗粒所含物质的差别嗜铬细胞分为两种，一种为肾上腺素细胞，占髓质细胞的 80%，分泌肾上腺素（epinephrine，E）。另一种为去甲肾上腺素细胞，分泌去甲肾上腺素（norepinephrine，NE）。肾上腺素和去甲肾上腺素属于儿茶酚胺类化合物。肾上腺素使心率加快，心肌收缩力加强，心排血量增加，心脏和骨骼肌的血管扩张。去甲肾上腺素主要使周围血管收缩，血压增高，使心、脑和骨骼肌内的血流加速。所以临床上常用肾上腺素为强心药，去甲肾上腺素为缩血管升压药。

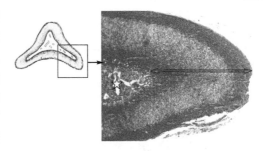

图 19-2　肾上腺（低倍）模式图

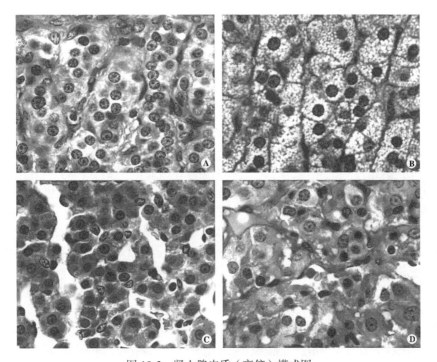

图 19-3　肾上腺皮质（高倍）模式图

考点提示：肾上腺皮质的分部及功能

五、垂　　体

垂体（hypophysis）位于颅骨蝶鞍垂体窝内，通过垂体柄与下丘脑相连。为豌豆大小的椭圆形小体，重约 0.5g。垂体由腺垂体和神经垂体两部分组成，表面包以结缔组织被膜（图 19-4，图 19-5）。

（一）腺垂体

腺垂体（adenohypophysis）是垂体的主要部分，约占垂体的 75%，由三部分组成。

1. 远侧部　细胞排列成团状或索状，在 HE 染色切片上，按细胞的染色性可分为嗜酸性细胞、嗜碱性细胞和嫌色细胞三类（图 19-6）。

（1）嗜酸性细胞：数量较多，约占远侧部细胞的 40%。胞体较大，圆形或椭圆形，胞质中充满粗大的嗜酸性颗粒，核圆位于中央，主要分布于腺垂体的周边部分，根据其分泌的激素不同，分为两种细胞。

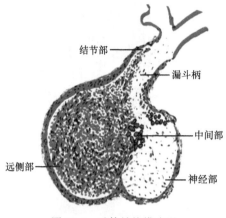

图 19-4　垂体结构模式图

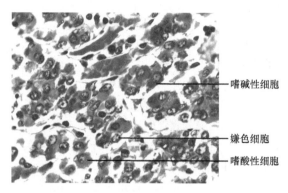

图 19-5　腺垂体远侧部

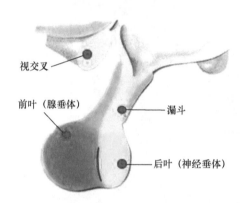

图 19-6　腺垂体远侧部、神经垂体模式图

① 生长激素细胞：数量多，分泌生长激素（growth hormone，GH），能促进个体生长发育，特别是骨骼和肌肉的生长；促进蛋白质的合成，促进脂肪分解和抑制糖代谢。尤其是刺激骺软骨生长，使骨增长。在未成年时期，该激素分泌不足，可出现生长停滞，身材矮小，但智力正常，称垂体性侏儒症；分泌过多则可致巨人症。成人生长激素分泌过多可致肢端肥大症。

② 催乳激素细胞：分泌催乳激素（prolactin，PRL），促进乳腺发育及乳汁分泌。男女垂体均有此种细胞，但女性较多，尤其在妊娠晚期及哺乳期，此种细胞增多增大。

（2）嗜碱性细胞：数量较少，胞体呈椭圆形或多边形，胞质嗜碱性，分三种细胞。

① 促甲状腺激素细胞：分泌促甲状腺激素（thyroid stimulating hormone，TSH），促进甲状腺激素的合成和释放。

② 促肾上腺皮质激素细胞：分泌促肾上腺皮质激素（adrenocortico tropic hormone，ACTH），主要促进肾上腺皮质束状带细胞分泌糖皮质激素。

③ 促性腺激素细胞：细胞较大，多为圆形，胞质内可见圆形颗粒。可分泌卵泡刺激素（follicle stimulating hormone，FSH）和黄体生成素（luteinizing hormone，LH）。FSH 在女性促进卵泡发育和卵子成熟，在男性刺激精曲小管上皮发育和精子的发生。LH 在女性促进排卵和黄体形成，在男性刺激睾丸间质细胞分泌雄激素，故又称间质细胞刺激素。

（3）嫌色细胞：数量多，细胞体积小，胞质少，染色浅，细胞界限不清。电镜下，嫌色细胞内含有细小的分泌颗粒，因此认为这些细胞可能是脱颗粒的嗜酸性和嗜碱性细胞，或处于形成嗜色细胞的初级阶段。

2. 中间部　为远侧部和神经部之间的狭窄部分，人类中间部不发达，主要由嗜碱性细胞、嫌色细胞和一些大小不等的滤泡组成。嗜碱性细胞分泌黑色素细胞刺激素（melanocyte stimulating hormone，MSH），能促进黑色素的合成和扩散，使皮肤颜色变深。

3. 结节部　包围着神经垂体的漏斗，前面较厚，后面较薄或缺如，血管丰富。细胞较小，排列成索状。主要是嫌色细胞，具体功能不详。

考点提示：腺垂体各细胞分泌的激素有何功能

（二）神经垂体

神经垂体（neurohy pophysis）属于神经组织。由大量无髓神经纤维、垂体细胞和丰富的血窦构成。无髓神经纤维是由下丘脑神经核团（视上核、室旁核）的轴突向下汇合于正中隆起内，形成下丘脑垂体束，经漏斗进入神经部而形成。下丘脑神经核团分泌激素沿神经纤维流向神经垂体，在沿途不同的部位聚集成团，在 HE 染成均质的嗜酸性团块，称赫林体（Herring body）。垂体细胞是一种神经胶质细胞，对神经纤维起支持、保护和营养的作用。神经垂体无分泌功能，只是储存、释放下丘脑所分泌的激素。

1. 抗利尿激素（antidiuretic hormone，ADH）　主要是由下丘脑视上核分泌，使小动脉和毛细血管收缩，同时又促进肾远曲小管和集合管对水的重吸收，使尿液浓缩，减少尿量。大剂量的 ADH 可使全身小动脉收缩，升高血压，故又称血管升压素（AVP）。

2. 缩宫素（oxytocin）　主要是由下丘脑室旁核所分泌。对妊娠子宫作用强。能引起子宫平滑肌收缩，有助于孕妇分娩，还能促进乳腺分泌。在临床中使用药理剂量的缩宫素，可引起子宫强烈收缩，减少产后出血。缩宫素的释放是反射性调节，当哺乳时婴儿吸吮刺激乳头时，及临产或分娩子宫、子宫颈、阴道受牵拉刺激时，均可反射性地引起缩宫素释放。

（三）下丘脑与垂体的联系

下丘脑与垂体在结构和功能上均有密切的联系。

1. 垂体门脉系统　腺垂体主要由大脑基底动脉环发出的垂体上动脉供应血液。垂体上动脉在漏斗处分支并吻合形成窦状毛细血管网，即初级毛细血管网，然后汇集成数条垂体门微静脉，沿漏斗柄下行至远侧部，再度分支吻合，形成次级毛细血管网。垂体门脉系统由初级毛细血管、垂体门微静脉和次级毛细血管构成（图 19-7）。

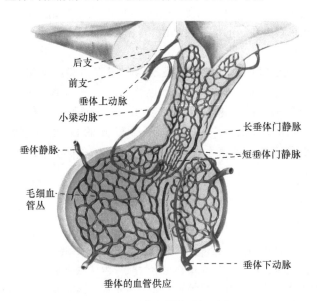

图 19-7　垂体门脉系统示意图

2. 下丘脑与腺垂体的联系　下丘脑的弓状核等具有内分泌功能的神经内分泌细胞的轴突伸至神经垂体漏斗，构成下丘脑腺垂体束。神经轴突末端释放细胞合成的多种激素进入漏斗处的第一次毛细血管网。继而经垂体门微静脉到达腺垂体的次级毛细血管，调节远侧部各种腺细胞的活动。

3. 下丘脑对腺垂体的调节　下丘脑弓状核等分泌两类激素。一类是促进腺垂体细胞分泌激素，称释放激素（RH），如生长素释放激素（GHRH）、促甲状腺激素释放激素（TRH）、促肾上腺皮质激素释放激素（CRH）；另一类是抑制腺垂体细胞分泌的激素，称为释放抑制激素（RIH）。如生长激素释放抑制激素（GNRH）、催乳激素释放抑制激素（PIH）。

六、松　果　体

松果体呈扁圆锥形，以细柄连于第三脑室顶的后部。软膜包于松果体表面，由结缔组织组成，随血管伸入腺实质，将实质分为许多小叶。松果体由松果体细胞、神经胶质细胞、无髓神经纤维组成。

松果体细胞分泌的激素主要有褪黑素（melatonin，MT）和肽类激素。MT对哺乳动物最明显的作用是抑制下丘脑－腺垂体－性腺轴和下丘脑－腺垂体－甲状腺轴的活动。切除幼年动物的松果体，出现性早熟。松果体分泌MT参与调节机体的昼夜生物节律、睡眠、情绪、性成熟等生理活动。近年来的研究表明，MT的分泌呈现明显的昼夜节律变化，白天分泌减少，黑夜分泌增加。在人和哺乳动物，生理剂量的MT具有促进睡眠的作用，而MT的昼夜分泌节律与睡眠的昼夜时相完全一致。因此认为，MT是睡眠的促发因子并参与昼夜睡眠节律的调控。

儿童时期的松果体比较发达，一般自七岁以后，腺组织逐渐萎缩，结缔组织逐渐增生。在成年人的松果体内常见脑砂，是松果体细胞分泌物钙化而形成的，其意义不明。

七、弥散神经内分泌系统

除上述内分泌腺外，机体其他器官内还存在有大量的散在内分泌细胞。这些内分泌细胞分泌的多种激素对机体生理功能活动起着非常重要的调节作用。1966年Pearse根据这些内分泌细胞都能合成和分泌胺，而且细胞是通过摄取胺前体（氨基酸）经脱羧作用后产生胺的特点，将它们统称为摄取胺前体脱羧细胞（amine precursor-uptake and decarboxylation cell），简称APUD细胞。

随着对APUD细胞研究的不断深入，发现这类细胞不仅产生胺，而且还产生肽或只产生肽；同时发现神经系统内的许多神经元也合成和分泌与APUD细胞相同的胺或肽。因此，目前将具有内分泌功能的神经元和散在的内分泌细胞，统称为弥散神经内分泌系统（diffuseneuroendocrine system，DNES）。至今已知的DNES有50余种细胞。DNES把神经系统和内分泌系统两大调节系统统一起来，构成一个整体，共同调节和控制机体的生理活动。

小　　结

内分泌系统在体内有三种不同的存在形式：内分泌腺、内分泌组织和散在分布于其他组织器官中的内分泌细胞。分泌物称为激素，激素按其化学性质分为含氮激素和类固醇激素两类。甲状腺实质为滤泡，由滤泡上皮组成，滤泡上皮细胞分泌甲状腺素，滤泡旁细胞分泌降钙素。甲状旁腺由主细胞和嗜酸性细胞组成，主细胞分泌甲状旁腺激素。肾上腺实质由皮质和髓质组成，皮质根据细胞形态和排列特征分为球状带、束状带和网状带，分别分泌盐皮质激素、糖皮质激素和性激素。髓质为嗜铬细胞，分泌肾上腺素和去甲肾上腺素。垂体分为腺垂体和神经垂体两部分。腺垂体远侧部细胞分为嗜酸性细胞、嗜碱性细胞和嫌色细胞，嗜酸性细胞分泌生长激素和催乳素，嗜碱性细胞分泌多种促激素；神经垂体无内分泌功能，贮存和释放下丘脑视上核、室旁核分泌的激素。

目 标 检 测

A₁ 型题

1. 内分泌腺中能合成的分泌物储存在滤泡腔内的腺体是（　　）
   A. 松果体　　　　　　B. 肾上腺
   C. 胰岛　　　　　　　D. 甲状腺

2. 关于内分泌腺的描述中下列不正确的是（　　）
   A. 无导管
   B. 毛细血管丰富
   C. 腺细胞排列成索状、团状或滤泡状
   D. 腺组织内没有神经和血管分布

3. 关于甲状腺激素的描述哪项错误（　　）
   A. 包括甲状腺素和三碘甲腺原氨酸
   B. 在甲状腺滤泡腔内合成
   C. 由滤泡上皮细胞基底部释放入血液
   D. 属含氮类激素

4. 甲状腺滤泡旁细胞分泌的激素（　　）
   A. 作用于破骨细胞，使血钙升高
   B. 作用于成骨细胞，使血钙下降
   C. 作用于成骨细胞，使血钙升高
   D. 作用于骨细胞，使血钙下降

5. 能够合成和分泌糖皮质激素的是肾上腺的（　　）
   A. 皮质球状带　　　　B. 皮质束状带
   C. 皮质网状带　　　　D. 髓质

6. 关于神经垂体的描述哪项错误（　　）
   A. 有大量无髓神经纤维
   B. 有神经元胞体
   C. 可见赫林体
   D. 有神经胶质细胞

7. 抗利尿激素和缩宫素合成于（　　）
   A. 下丘脑弓状核
   B. 下丘脑结节核
   C. 下丘脑视上核、室旁核
   D. 神经垂体

8. 不属于内分泌腺的是（　　）
   A. 甲状腺　　　　　　B. 胰岛
   C. 垂体　　　　　　　D. 肾上腺

9. 可使尿量减少的激素是（　　）
   A. 甲状腺素　　　　　B. 加压素
   C. 促生长素　　　　　D. 降钙素

10. 能分泌降钙素的器官是（　　）
    A. 垂体　　　　　　　B. 肾上腺
    C. 甲状腺　　　　　　D. 甲状旁腺

11. 分泌生长激素的是（　　）
    A. 垂体远侧部嗜酸性细胞
    B. 垂体远侧部嗜碱性细胞
    C. 下丘脑视上核细胞
    D. 下丘脑室旁核细胞

12. 内分泌腺中，能将分泌物贮存在滤泡内的是（　　）
    A. 垂体　　　　　　　B. 肾上腺
    C. 甲状腺　　　　　　D. 甲状旁腺

13. 关于垂体神经部，哪项正确（　　）
    A. 分泌生长激素和催产素
    B. 贮存和释放抗利尿激素和催产素
    C. 合成和分泌催产素和抗利尿激素
    D. 下丘脑通过垂体门脉系统调节其分泌活动

14. 抗利尿激素对肾脏的作用部位是（　　）
    A. 近曲小管
    B. 肾小体
    C. 细段
    D. 远曲小管和集合管

15. 不属于垂体前叶的结构有（　　）
    A. 嫌色细胞
    B. 嗜酸性细胞和嗜碱性细胞
    C. 丰富的血窦
    D. 赫林体

16. 呆小症是由于儿童在生长发育时期缺乏（　　）
    A. 生长激素　　　　　B. 糖皮质激素
    C. 甲状腺素　　　　　D. 去甲肾上腺素

17. 侏儒症是由于儿童在生长发育时期缺乏（　　）
    A. 生长激素　　　　　B. 糖皮质激素
    C. 甲状腺素　　　　　D. 去甲肾上腺素

第 20 章　人体胚胎学总论

胚胎学（embryology）是研究从受精卵发育成为新生个体的过程及其机制的科学。

人胚的发生是从受精卵开始，经历 38 周（约 266 天），逐渐发育成一个成熟的胎儿，直至从母体子宫娩出。此阶段可分为三个时期：①胚前期：从受精开始至第 2 周末，包括受精、卵裂、胚泡形成和二胚层胚盘的出现。②胚期：从第 3 周至第 8 周末，包括三胚层的形成和分化，各主要器官原基的建立。此期末，胚胎已初具人形。③胎期：从第 9 周开始至出生。此期内胎儿逐渐长大，各器官的结构和功能逐渐完善。

考点提示：简述人胚发育为成熟胎儿的三个时期

第 1 节　人体胚胎早期发育

一、生殖细胞和受精

（一）生殖细胞

生殖细胞又称为配子，包括精子和卵子，均为单倍体细胞，即仅有 23 条染色体，其中一条是性染色体。

1. 精子的发生与成熟　精子发生开始于青春期，并持续于整个成年期。睾丸生精小管内形成的精子，在附睾内经两周左右时间发育成熟，并逐渐获得运动能力和使卵子受精的潜能，但尚无释放顶体酶穿过卵子周围放射冠和透明带的能力。这是由于精子头部的外表有一层来自精液的糖蛋白，能够阻止顶体酶释放。精子在子宫和输卵管内运行过程中，该糖蛋白被此处分泌物中的酶降解，从而获得受精能力，此现象称为获能（capacitation）。获能的本质就是暴露精子表面与卵子识别的装置，解除顶体反应的抑制，使精子得以穿入卵内完成受精过程。精子在女性生殖管道内的受精能力一般可维持 1 天。

2. 卵子的成熟　卵泡发生开始于胎儿期，而且是不连续的。青春期开始，在垂体分泌的卵泡刺激素（FSH）和黄体生成素（LH）刺激下，每个月经周期有 15～20 个卵泡开始发育，但通常仅有一个卵泡发育成熟并排卵；通常左右卵巢交替排卵。停滞于第一次减数分裂前期的初级卵母细胞在排卵前完成第一次减数分裂，很快进入第二次减数分裂，但没有完成而停留在分裂中期，在受精时才完成第二次减数分裂。如果未受精，于排卵后 12～24 小时退化（图 20-1）。

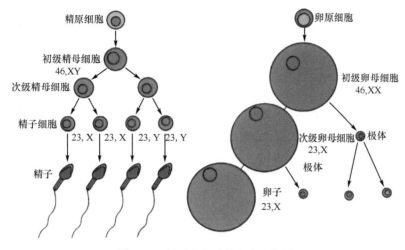

图 20-1　精子和卵子的发生示意图

（二）受精

试管婴儿的治疗过程

①诱发超排卵：药物诱发获得多个卵泡的发育和成熟。②阴道 B 超监测卵泡发育情况及确定取卵时间。③取卵：在阴道 B 超的引导下吸出卵子，并将卵子移到培养液中培养后受精。④精子的优化：对精液进行优化处理，并在排卵日同时留取精液。⑤体外受精及早期胚胎培养：卵细胞与经优化处理的精子按一定的数量比例放在培养液内培养，培养 1～3 天后进行胚胎移植。⑥胚胎移植：将发育良好的胚胎通过移植导管重新放回子宫腔生长发育。

链　接

　　受精（fertilization）是精子穿入卵子形成受精卵的过程。受精一般发生在输卵管壶腹部。
　　1. 受精的条件　受精的条件为：①足够数量的正常发育并已获能的精子与发育正常的卵子。当精子密度过低（低于 500 万个 /ml）或畸形精子、不能运动或运动异常的精子过多（超过总数 40%）时，均可造成男性不育。②生殖管道通畅，两性生殖细胞在一定时间能顺利相遇；排卵后 24 小时才能，否则即使相遇也难受精。③生殖管道内适宜的内环境，应用避孕套、输卵管粘堵、输精管结扎等措施，人为地阻止精子与卵子相遇，可达到节育的目的。

考点提示：
简述受精的
部位、条件
及意义

　　2. 受精的过程　当获能的精子与卵子相遇时，精子顶体发生顶体反应，释放顶体酶，溶解放射冠和透明带。精子头部外侧的细胞膜与卵细胞膜融合，随即精子的细胞核和细胞质进入卵内。精子入卵后，激发卵子迅速完成第二次减数分裂，排出一个第二极体。此时精子和卵子的细胞核分别称为雄原核和雌原核。两个原核逐渐在细胞中部靠拢，核膜随即消失，染色体混合，形成二倍体的受精卵（fertilized ovum），又称为合子（zygote）（图 20-2）。

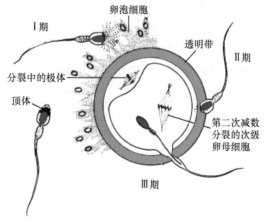

图 20-2　受精过程示意图

3．受精的意义

（1）标志着新个体生命的开始：受精激活了代谢缓慢的卵子，使之形成一个代谢旺盛富有强大生命的受精卵，从而启动细胞不断地分裂和分化，直至形成新的个体。

（2）恢复细胞染色体为二倍体核型，保持物种的稳定性：受精使单倍体的精子和卵子形成二倍体的合子，合子继承了父母双方的遗传物质并重新组合，使新个体既具有亲代的遗传性，又具有不同于亲代的特异性。

（3）决定性别：带有 Y 染色体的精子与卵子结合发育为男性胎儿，带有 X 性染色体的精子与卵子结合则发育为女性胎儿。

日本允许第三方生殖细胞体外受精

日本生殖医学会已从 2009 年 3 月起正式实施第三方体外受精，允许使用夫妇以外第三方提供的精子或卵子实施体外受精，以满足不孕症夫妇生养后代的需求。上述决定仅适用于无法利用自己精子或卵子正常生育的夫妇，但生殖细胞提供者可以是家人、朋友等，决定对此不设限制。此外，决定规定提供生殖细胞是无偿行为，但接受捐赠者需向捐赠者支付交通费等实际发生费用。

二、胚泡形成和植入

（一）卵裂和胚泡形成

受精卵不断进行有丝分裂的过程称为卵裂（cleavage）。卵裂产生的子细胞称为卵裂球（图 20-3）。受精卵在进行卵裂的同时，逐渐沿输卵管向子宫方向进行。随着卵裂球数目的增加，由于受透明带的约束，细胞逐渐变小。到第 3 天时形成一个 12～16 个卵裂球组成的实心细胞团，形似桑葚，称为桑葚胚（morula）。

桑葚胚继续分裂，当卵裂球数达 100 个左右时，细胞间逐渐出现一些小腔隙，最后汇合成一个大腔。此时整个胚呈囊泡状，称为胚泡（blastocyst）。胚泡壁由一层扁平细胞构成，称为滋养层。中央的腔称为胚泡腔。位于胚泡腔一侧的一群细胞，称内细胞群，将来分化为胚胎干细胞，又称为胚细胞。覆盖在内细胞群外面的滋养层称为极端滋养层。胚泡于受精后的第 4 天形成并进入子宫腔。随着胚泡逐渐长大，透明带变薄而消失，胚泡得以与子宫内膜接触，植入开始（图 20-4）。

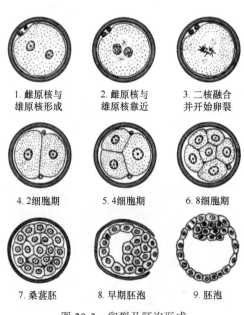

1. 雌原核与雄原核形成　2. 雌原核与雄原核靠近　3. 二核融合并开始卵裂

4. 2 细胞期　5. 4 细胞期　6. 8 细胞期

7. 桑葚胚　8. 早期胚泡　9. 胚泡

图 20-3　卵裂及胚泡形成

（二）植入与子宫内膜的变化

胚泡逐渐埋入子宫内膜的过程称为植入（implantation），又称着床（imbed）。植入开始于受精后第 5～6 天，第 11～12 天完成。

1．**植入过程**　植入时，内细胞群侧的极端滋养层先与子宫内膜接触，分泌蛋白水解酶，溶蚀子宫内膜形成一个缺口，胚泡则沿着滋养层细胞迅速分裂增生，并分化为内、

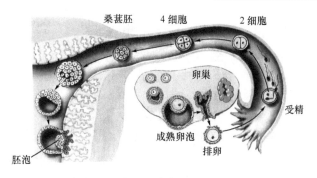

图 20-4 排卵、受精、卵裂、植入

考点提示：
简述胚泡的
组成。

外两层。外层细胞互相融合，细胞界限消失，称为合体滋养层；内层仍保持明显的细胞界限，排成单层，称为细胞滋养层。细胞滋养层的细胞具有分裂能力，可不断形成新的细胞加入合体滋养层。胚泡全部植入子宫内膜后，缺口附近上皮细胞修复，植入完成（图 20-5）。

2. 植入的部位　胚泡的植入部位通常在子宫体和底部，最多见于后壁。若植入位于靠近子宫颈处，将形成前置胎盘，分娩时胎盘可堵塞产道，导致胎儿娩出困难及胎盘早期剥离。若植入在子宫以外部位，称为异位妊娠，常发生在输卵管，偶尔可见于子宫阔韧带、肠系膜，甚至卵巢表面等处。异位妊娠胚胎多早期死亡，或引起植入处血管破裂而发生大出血（图 20-6）。

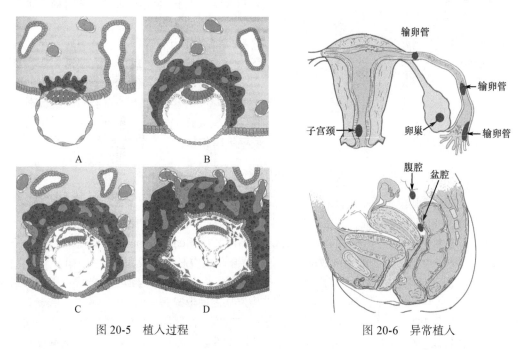

图 20-5　植入过程　　　　　图 20-6　异常植入

3. 植入的条件　植入必须在雌激素和孕激素的协同调节下进行，子宫内膜处于分泌期；胚泡适时进入子宫腔及透明带准时消失；子宫内环境保持正常。常用的避孕方法，如在宫腔内放置节育环等，就是通过人为地干扰植入过程而达到避孕目的。

考点提示：
胚泡植入的
部位和条件。

直击解说宫外孕

孕卵在子宫腔以外的任何部位着床，统称为异位妊娠，习称宫外孕。异位妊娠中，以输卵管妊娠最多见。输卵管妊娠的发病部位以壶腹部最多，占55%～60%；其次为峡部，占20%～25%；再次为伞端，占17%。

症状：①停经。②腹痛：为患者就诊时最主要症状。③阴道出血：常有不规则阴道出血，色深褐，量少，一般不超过月经量，但淋漓不净。④晕厥与休克。

诊断

1. 血HCG，尿HCG。

2. "B"超。

3. 后穹窿穿刺。

4. 诊断性刮宫并送病理腹腔镜检。

治疗：手术。

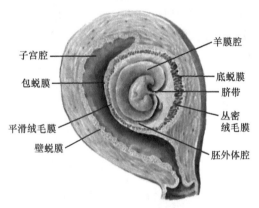

图 20-7　胚胎与子宫蜕膜关系

（左图标注：子宫腔、包蜕膜、平滑绒毛膜、壁蜕膜、羊膜腔、底蜕膜、脐带、丛密绒毛膜、胚外体腔）

4. **植入后子宫内膜的变化**　植入后的子宫内膜称为蜕膜（decidua）。此时，处于分泌期的子宫内膜进一步增厚，血液供应更丰富，腺体分泌更旺盛，基质细胞变肥大，富含糖原和脂滴，改称为蜕膜细胞。子宫内膜的这些变化称为蜕膜反应。根据蜕膜与胚的位置关系，将其分为三部分：①基蜕膜：是位于胚深部的蜕膜。②包蜕膜：是覆盖在胚表面的蜕膜。③壁蜕膜：是子宫其余部分的蜕膜。包蜕膜与壁蜕膜之间为子宫腔。包蜕膜随着胚胎的长大而向壁蜕膜靠近，至第3个月末或壁蜕膜相贴，子宫腔消失（图20-7）。

考点提示：
蜕膜分哪几部分？

三、胚层的形成和分化

（一）二胚层胚盘的形成

1. **内胚层和卵黄囊的形成**　在受精后第2周胚泡植入时，内细胞群靠近胚泡腔一侧的细胞分裂、增生，形成一层整齐的立方细胞，称为内胚层（endoderm）。内胚层的周缘向下延伸，形成一个由单层扁平细胞围成的囊，即卵黄囊，故内胚层构成卵黄囊的顶。

2. **外胚层和羊膜腔的形成**　在内胚层形成的同时，其上方其余内细胞群形成一层柱状细胞，称为外胚层（ectoderm）。继之，在外胚层与滋养层之间形成一个腔，为羊膜腔，腔壁为羊膜。羊膜与外胚层的周缘连续，故外胚层构成羊膜腔的底。内胚层与外胚层紧密相贴，中间有一层基膜相隔，逐渐形成一个圆盘状结构，称为二胚层胚盘，又称胚盘。胚盘（embryonic disc）是人体发育的原基。滋养层、羊膜腔和卵黄囊则是提供营养和起保护作用的附属结构。

考点提示：
二胚层胚盘的组成。

3. **胚外中胚层的形成**　在二胚层胚盘形成的同时，细胞滋养层向内增生，形成松散分布的星形细胞，充填于整个胚泡腔，称为胚外中胚层。第2周末，胚外中胚层细胞间出现小腔隙，并逐渐融合成为一个大腔，称为胚外体腔。随着胚外体腔的扩大，二胚层胚盘及其背腹侧的羊膜腔和卵黄囊仅由少部分的胚外中胚层与滋养层相连，这部分的胚外中胚层称为体蒂。体蒂将发育为脐带的主要成分（图 20-8）。

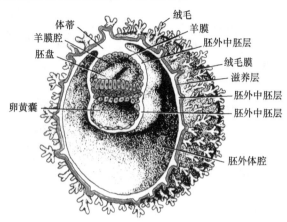

图 20-8　第 3 周初胚的剖面

（二）三胚层胚盘的形成

1. 原条的出现和中胚层的形成　到第 3 周初，部分外胚层细胞迅速增殖，在外胚层正

中线的一侧形成一条增厚的细胞索，称为原条（primitive streak）。原条的出现，确定了胚盘的头尾端和中轴，原条所在侧为尾端。原条头端细胞增生形成一个球形细胞团，称为原结。继而在原条的中线出现浅沟，原结的中心出现浅凹，分别称为原沟和原凹。原沟深部的细胞在内、外胚层之间向头尾和两侧迁移扩展，形成胚内中胚层（intraembryonic mesoderm），它在胚盘边缘下胚外中胚层连续。此时的胚盘由三胚层组成。由于头端大、尾端小，此时的胚盘呈梨形（图 20-9）。

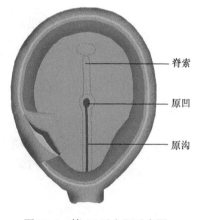

图 20-9　第 16 天人胚示意图

2. 脊索的形成　原结的细胞增生，经原凹在内、外胚层之间沿中线向头端伸展，形成一条单独的细胞索，称为脊索（notochord），它在早期胚胎起一定支架作用。随着胚胎的发育，脊索继续向头端生长，原条则相对缩短，最终消失。若原条细胞残留，在人体骶尾部可分化形成由多种组织构成的畸胎瘤（图 20-10）。

3. 口咽膜和泄殖腔膜的形成　在脊索的头端和原条的尾端，各有一个无中胚层的小区，此处的内、外胚层直接相贴呈薄膜状，分别称为口咽膜和泄殖腔膜。中胚层在向头端伸展时，绕过口咽膜于其前方汇合形成生心区，为心脏发生的原基。

（三）三胚层的分化

人胚第 4 周初到第 8 周末，三个胚层逐渐分化形成各器官的原基。

1. 外胚层的分化　脊索形成后，诱导其背侧中线的外胚层增厚呈板状，称为神经板。继而，神经板中央下陷形成神经沟，沟两侧边缘隆起称为神经褶。两侧神经褶在神经沟中段靠拢愈合，并向头尾两端延伸。其头尾两端各有一开口，分别称为前神经孔和后神经孔，它们在第 4 周末融合，使神经沟封闭为神经管（neural tube）。神经管是中枢神经系统的原基，将发育为脑和脊髓以及松果体、神经垂体和视网膜等。如果前、后神经孔没有闭合，将会分别

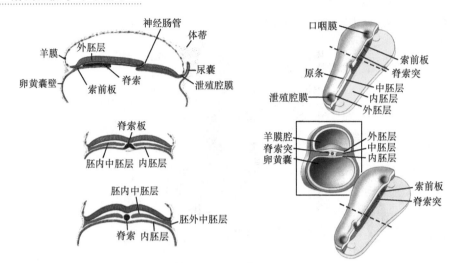

图 20-10　三胚层及脊索的形成示意图

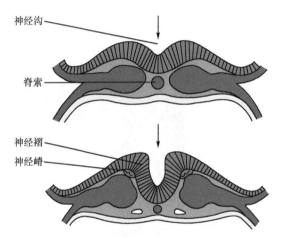

图 20-11　神经管及神经嵴发生示意图

导致无脑畸形和脊髓裂。在神经褶闭合过程中，它的一些细胞迁移到神经管的背外侧，形成两条与神经管和外胚层脱离的纵行细胞索，称为神经嵴（neural crest），它将分化为周围神经系统，并能远距离迁移，形成肾上腺髓质及某些神经内分泌细胞等。位于胚体表面的外胚层，将分化为皮肤的表皮及其附属器，以及牙釉质、角膜、晶状体、内耳膜迷路、腺垂体、口腔和鼻腔与肛门的上皮等（图 20-11）。

2. 中胚层的分化　第 3 周初，中胚层形成后在脊索两侧从内向外依次分化为轴旁中胚层、间介中胚层和侧中胚层。散在分布的中胚层细胞，称为间充质，分化为结缔组织以及血管、肌组织等。脊索则大部分退化消失，仅在椎间盘内残留为髓核。

（1）轴旁中胚层：紧邻脊索两侧的中胚层细胞迅速增殖，形成一对纵行的细胞索，即轴旁中胚层。它随即裂为块状细胞团，称为体节（somite）。体节左右成对，从颈部向尾端依次形成，随着胚龄的增长而增多，到第 5 周时共形成 42～44 对，所以可以根据体节的数量推算早期胚龄。体节将分化为皮肤的真皮、大部分中轴骨骼及骨骼肌。

（2）间介中胚层：位于轴旁中胚层与侧中胚层之间，分化为泌尿、生殖系统的主要器官。

（3）侧中胚层：是中胚层最外侧的部分。由于胚内体腔的出现，侧中胚层被分为两层：与外胚层邻近的一层，称为体壁中胚层，将分化为体壁（包括肢体）的骨骼、肌肉、血管和结缔组织等。与内胚层邻近的一层，称为脏壁中胚层，将分化为消化和呼吸系统的肌组织、血管和结缔组织等。胚内体腔将分化为心包腔、胸膜腔和腹膜腔（图 20-12，图 20-13）。

3. 内胚层的分化　胚体形成的同时，内胚层逐渐被卷入胚体内，形成管状结构，称原始消化管，又称原肠。内胚层将分化为消化管、消化腺、呼吸道和肺的上皮组织等。

（四）胚体的形成

早期胚盘为扁平的盘状结构。第 4 周初，胚盘中央部的生长速度快于边缘部，致使扁平

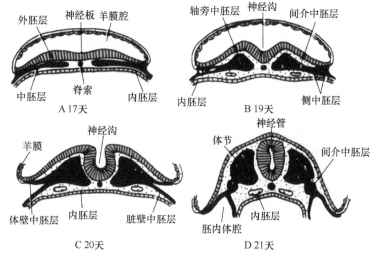

图 20-12 中胚层早期分化及神经管的形成

的胚盘向羊膜腔内隆起。在胚盘的周缘出现了明显的卷折，头尾端的卷折，分别称为头褶和尾褶，两侧缘的卷折，称为侧褶。随着胚的生长，头、尾褶及侧褶逐渐加深，随之，胚盘由圆盘状变为圆柱状的胚体。第 4 周末胚体呈"C"字形（图 20-14）。

胚体在第 5 周至第 8 周其外形有明显变化。第 5 周时，耳泡、眼泡和鼻窝出现，肢芽形成，体内各器官原基相继出现。第 8 周时，指、趾分开，颜面形成，外生殖器形成，但不辨男女。至第 8 周末，各器官已具雏形，外表已初具人形（图 20-15）。由于主要器官和系统在此期内形成，故此期称器官发生期。

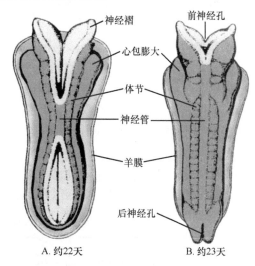

图 20-13 神经管及体节的形成（背面观）示意图

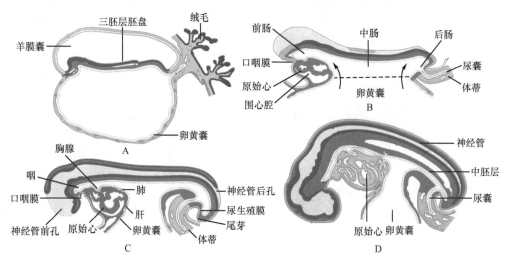

图 20-14 胚体卷折的形成（第 4 周人胚）

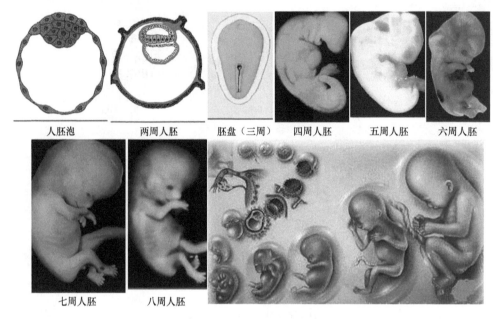

| 人胚泡 | 两周人胚 | 胚盘（三周） | 四周人胚 | 五周人胚 | 六周人胚 |

| 七周人胚 | 八周人胚 |

图 20-15　胚体外形的建立

（五）胎龄的推算

胚胎龄的推算通常有月经龄和受精龄两种方法。月经龄是从孕妇末次月经的第 1 天算起，至胎儿娩出为止，共计 280 天。以 28 天为一个妊娠月，故有"十月怀胎"之说。临床上常用此法来推算孕妇的预产期。而胚胎学工作者则常用受精龄，即从受精之日起推算胚胎龄。受精一般发生在末次月经第 1 天之后的 2 周左右，所以从受精到胎儿娩出约 266 天。由于妇女的月经周期常受环境变化的影响，所以胚胎龄的推算难免有误差。

因此，胚胎学者常根据各期胚胎的外形特征及长度来推算胚胎龄（表 20-1）。

表 20-1　胎儿外形特征及身长、体重

胎龄	胎儿外形特征	身长（cm）	体重（g）
3 个月	眼睑已闭合，颈已形成、性别可辨认	12.2	48.3
4 个月	颜面已具人形、母体已感胎动	22.1	161.9
5 个月	出现胎毛，有胎心音，胎儿有吞咽活动	27.5	379.8
6 个月	出现指甲，胎体瘦，如早产数日即死亡	33.1	736.7
7 个月	眼睑张开，头发明显，体瘦有皱纹，早产可存活	38.4	1222.6
8 个月	皮下脂肪增多，皮肤淡红，丰满，指甲达指尖，睾丸开始下降	43.3	1822
9 个月	胎毛开始脱落，趾甲趾尖，四肢弯曲	47.4	2542.4
10 个月	胎体圆润，乳房略隆起，指甲过指尖，睾丸入阴囊	50.1	3007.8

第 2 节　胎膜和胎盘

胎膜和胎盘是胚胎发育过程中的附属结构，对胚胎起保护、营养、呼吸和排泄作用；胎盘还有内分泌功能。胎儿娩出后，胎膜、胎盘即与子宫分离并排出体外称胞衣（afterbrirth）。

一、胎　　膜

胎膜（fetal membrane）包括绒毛膜、羊膜、卵黄囊、尿囊和脐带。

1. 绒毛膜　绒毛膜（chorion）由滋养层及其内面的胚外中胚层组成，包在胚胎及其他附属结构的最外面，直接与子宫蜕膜接触。胚胎发育第 2 周时，绒毛仅由外表的全体滋养层和内部的细胞滋养层构成，称为初级绒毛干；第 3 周时，胚外中胚层逐渐伸入绒毛干内，改称为次级绒毛干；此后，绒毛中轴的间充质分化出结缔组织和血管，形成三级绒毛干（图 20-16）。各级绒毛干都发出分支，形成许多细小的绒毛。同时，绒毛干末端的细胞滋养层细胞增殖，穿出合体滋养层，伸至蜕膜组织，起固定绒毛干的作用。这些穿出的滋养层细胞在蜕膜表面扩展，形成一层细胞滋养层壳，将绒毛膜与子宫蜕膜牢固相连。绒毛在形成过程中其上皮释放蛋白水解酶溶解其周围的蜕膜而形成许多小腔隙，称绒毛周间隙，此间隙内充满来自子宫动脉的血液，故又称血池。绒毛则浸浴于血池中，胎儿通过绒毛的上皮吸收血池中的氧气和营养物质并排出二氧化碳和其他代谢产物。

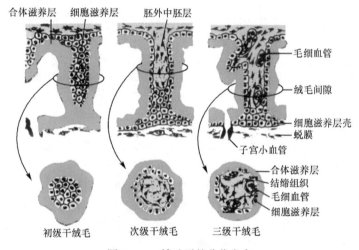

图 20-16　绒毛干的分化发育

胚胎早期，整个绒毛膜表面的绒毛分布均匀。第 8 周末，基蜕膜侧的绒毛因供血充足而生长旺盛，则形成丛密绒毛膜。位于包蜕膜侧的绒毛因营养匮乏，则逐渐退化消失。包蜕膜与壁蜕膜融合，子宫腔消失。胎儿被包在一个大囊内浸浴在羊水中发育。绒毛膜在发育过程中，如各滋养层细胞过度生长，内部组织水肿，形成水泡状结构，称葡萄胎。胚胎因缺乏营养而死亡。如滋养层细胞发生恶变则称绒毛膜上皮癌（图 20-17）。

2. 羊膜　羊膜（amnion）为一层半透明的薄膜，由羊膜上皮和胚外中胚层构成，到 2 个月末，由于羊膜不断分泌羊水，羊膜腔不断扩大，羊膜已与绒毛膜相贴，胚体外腔消失。随着胚体呈圆柱状变化，早期附于胚盘边缘的羊膜已随之向胚体腹侧移动，将卵黄囊、体蒂、尿囊等包围形成短粗的脐带。

羊膜腔内充满羊水，羊水来自羊膜上皮的分泌物和胚胎的排泄物，其成分主要含胎儿的脱落上皮细胞、无机盐、蛋白质、糖、酶与激素等，其中 98%～99% 为水。人胚后期，胎儿能吞咽羊水，经肠吸收其代谢产物由胎儿血液循环运至胎盘由母体排出，使羊水不断更新。胎儿浸浴于羊水之中，足月胎儿的羊水有 1000～1500ml，若羊水少于 500ml，为羊水过少，易发生羊膜与胚体粘连出现畸形，多见于无肾或尿道闭锁等；若羊水多于 2000ml，为羊水过多，羊水过多常伴胎儿发育异常，如消化管闭锁、无脑儿、脑干积水等。羊水的作用：①羊水有缓冲震荡，保护胎儿免受外部压迫的作用。②胎儿在羊水中可自由活动，可防止胎儿与羊膜粘连。③分娩时，羊膜破裂，羊水可扩大子宫颈，同时可冲洗润滑产道，有利于胎儿的娩出。此外通过羊膜穿刺术吸取羊水进行细胞学检查或测定某种物质的含量，

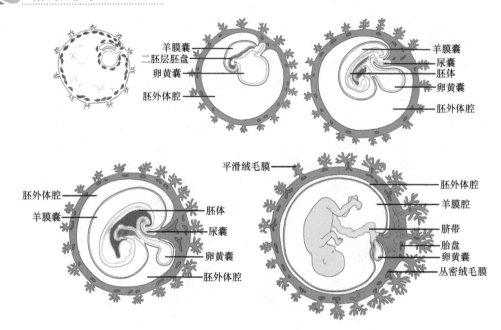

图 20-17　胎膜变化

可确定胎儿染色体有无异常、胎儿的性别等，为优生优育提供科学依据。

3. 卵黄囊　卵黄囊（yolk sac）位于原始消化管的腹侧，人胚的卵黄囊内没有卵黄，实为种原发生和进化过程中的重演。人胚卵黄被卷入脐带后，与原始消化管相连的卵黄蒂于第 6 周闭锁，卵黄囊逐渐退化。其作用：①附于卵黄壁上的胚外体腔的脏层细胞（胚外中胚层）分化为血岛，后者将分化为胚体内的血管及造血干细胞。②卵黄囊尾侧壁的内胚层细胞分化为原始生殖细胞，并迁至生殖腺嵴，再分化为精原细胞或卵原细胞。

4. 尿囊　尿囊（allantois）发生于人胚的第 3 周，由卵黄囊尾侧的内胚层向体蒂内伸出的一个盲管，即尿囊。尿囊壁的胚外中胚层分化形成尿囊动脉和静脉，随着圆柱胚的形成，尿囊根部卷入胚体内将形成膀胱及脐尿管，其余部分逐渐退化并卷入脐带内，尿囊动、静脉保留，将来形成脐静脉和脐动脉。

5. 脐带　脐带（umbilical cord）为位于胎儿脐部与胎盘之间的圆索状结构，是胎儿与母体之间物质运输的惟一通道。脐带内有两条脐动脉，将胚体内含代谢产物的血运送到胎盘绒毛血管，在此，胎儿血与绒毛周围间隙内母体血进行物质交换，并通过一条脐静脉将吸收的丰富营养物质和氧的血液运送到胎儿。

胎儿出生时，脐带长 40～60cm，直径 1.5～2cm，透过其表面的羊膜，可见内部盘曲缠绕的脐血管。脐带过短胎儿娩出时易引起胎盘早剥，造成流血过多，脐带过长，易缠绕胎儿四肢或绕颈，可导致局部发育不良，甚至造成胎儿宫内窒息死亡。

二、胎　盘

病例 20-1

患者，女，38 岁。妊娠 10 个月。预产期超过 5 天，因腹痛 2 小时入院，入院检查，孕妇神志清，一般情况可。产科检查，羊膜破见羊水，宫口开大半指，宫口有疑似胎盘物，阴道流血。

初步诊断：前置胎盘。

请思考下列问题

1. 胚胎植入的正常部位有几处？

2. 胎盘异常情况有哪几种？

3. 胎盘有何功能？

足月娩出的胎盘呈圆盘状，直径 15～20cm，重约 500g，中部厚，边缘薄。胎盘的胎儿面光滑，表面覆有羊膜，透过羊膜可见放射形走行的脐血管分支，脐带位于胎儿面的中央；胎盘的母体面粗糙，凹凸不平，有浅沟将其分隔为 15～30 个胎盘小叶（图 20-18）。

1. 胎盘的结构　胎盘由胎儿的丛密绒毛膜与母体的基蜕膜共同组成。

（1）胎儿部分：由丛密绒毛膜构成，在绒毛膜上发出 50～60 个的绒毛干，绒毛干发生树枝状的分支，其末端伸入基蜕膜，将绒毛固定于基蜕膜上称固定绒毛。其周围的绒毛称游离绒毛，浸浴于血池中。1～4 个绒毛干及其所属分支构成一个胎盘小叶。

（2）母体部分：由基蜕膜构成，基蜕膜间隔一定距离向绒毛间隙发出胎盘隔，胎盘隔不完全分隔绒毛周间隙，所以，绒毛间隙相互连通，子宫动脉和静脉穿出基蜕膜开口于绒毛周间隙（图 20-19）。

2. 胎盘的血液循环和胎盘膜　胎盘内有母体和胎儿两套血液循环，两者的血液互不相混，但可进行物质交换。母体的动脉血从子宫螺旋动脉开口注入绒毛间隙，在此与绒毛内毛细血管的胎儿血进行物质交换后，经子宫静脉回流入母体。胎儿的静脉血经动脉及其分支流入绒毛内毛细血管，与绒毛间隙内的母体血

考点提示：胎盘的形态特点。

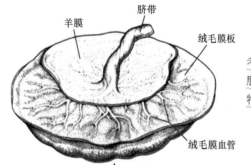

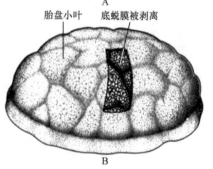

图 20-18　胎盘的外形

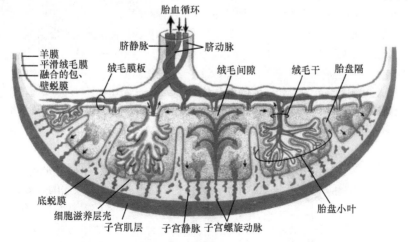

图 20-19　胎盘结构

进行物质交换后，成为动脉血，经脐静脉回流到胎儿体内。

胎儿血与母体血在胎盘内进行物质交换所通过的结构，称为胎盘膜或胎盘屏障（placentel barrier）。早期胎盘膜依次由合体滋养层、细胞滋养层及其基膜、薄层绒毛结缔组织、毛细血管内皮及其基膜组成。至发育后期，由于细胞滋养层退化、全体滋养层也明显变薄、结缔组织减少，胎盘变薄，仅由薄层合体滋养层、毛细血管内皮及两者的基膜组成，更有利于胎儿血与母体血间的物质交换。

3. 胎盘的功能

（1）物质交换：胎儿通过胎盘从母体血中吸收氧和营养物质，并排出二氧化碳和其他代谢产物。

（2）屏障作用：胎盘膜能阻挡母体血中某些大分子物质进入胎体，对胎儿起保护作用，但大部分药物和激素可以通过胎盘屏障进入胎体，某些病毒（如风疹、麻疹、水痘、脊髓灰质炎及艾滋病病毒）也可以通过胎盘屏障进入胎体引起传染或导致先天性畸形，有些药物［如沙利度胺（反应停）、海洛因毒品］均可通过胎盘膜，孕妇吸毒可引起新生儿毒瘾发作，故孕妇用药应慎重。

（3）内分泌功能：胎盘能分泌多种激素，对维持妊娠、保证胎儿的正常发育起着重要的作用，胎盘激素均由合体滋养层细胞分泌。①绒毛膜促性腺激素（human chorionic gknadotropin，HCG）：该激素在受精后第1～2周从妊妇尿中可以测到，第8周达到高峰，然后逐渐下降，妊娠早期，在尿中检测到此种激素临床上可作为妊娠的早期诊断指标之一。②胎盘催乳素：该激素能促进母体乳腺的生长，受精后2个月开始出现，第8个月达到高峰，直至分娩。③雌激素、孕激素：妊娠第4个月开始分泌，以后逐渐增多，在卵巢黄体退化后，这两种激素继续起维持妊娠的作用。

考点提示：简述胎盘的功能。

第3节　双胎、多胎和联胎

"反应停"事件与胎盘膜

反应停是一种解痉药，20世纪60年代，曾在欧洲被广泛用于治疗孕妇妊娠呕吐，结果引起大量"海豹样胎儿（无肢、短肢畸形）"的出生，给许多家庭和社会带来了不幸。

"反应停"事件说明，胎盘膜虽然有一定的屏障作用，可以阻挡母体血液中的大分子物质及细菌进入血循环，但是大部分药物都可以通过胎盘膜，所以其中有些致畸性药物会导致胎儿畸形，反应停就是一例。某些病毒如风疹病毒等也很容易通过胎盘膜，可以导致胎儿畸形。乙肝病毒和艾滋病病毒可以透过胎盘膜，导致胎儿先天性梅毒。因此，孕妇用药一定要慎重，并且要预防感染。

链接

一、双　　胎

一次妊娠产生两个新生儿称为双胎或孪生（twins）。分双卵双胎和单卵双胎两种。

1. 双卵双胎　是由母体同时排出两个卵并且都受精后形成的，占双胎的大多数。它们有各自的胎膜和胎盘。两个个体性别可以相同或不同，相貌和生理特性的差异如同一般的兄弟姐妹。

2. 单卵双胎　即一个受精卵发育为两个胚胎，这种孪生儿的遗传基因完全一样，因此性别一样，相貌体态和生理特征也极相似。两个个体之间如果进行器官和组织移植，将不发生免疫排斥发生。单卵双胎的发生原因有下列几种。

（1）形成两个胚泡：从受精卵发育出两个胚泡，它们分别植入，两个胎儿有各自的羊膜腔和胎盘。

（2）形成两个内细胞群：一个胚泡内出现两个内细胞群，各发育为一个胚胎。它们位于各自的羊膜腔内，但共享一个胎盘。

（3）形成两个原条：一个胚盘上出现两个原条和脊索，诱导形成两个神经管，发育为两个胚胎，它们位于一个羊膜腔内，也共享一个胎盘（图 20-20）。这种双胎如果分离不全容易形成联胎。

二、多　　胎

一次妊娠分娩出两个以上新生儿为多胎（multiple birth）。多胎的原因可以是单卵多胎、多卵多胎、混合多胎，常为混合性多胎。多胎发生概率低，三胎约万分之一，四胎约百万分之一。四胎以上更为罕见，多不易存活。

三、联　　胎

两个双胎胚体的局部连接在一起称连体双胎或称连体畸胎。常见有胸腹联胎，颜面胸腹联胎及臀部联胎等。连体畸胎实际上为单卵多胎，当一个胎盘形成两个原条而分离不全时形成联体，若联体中两个个体大小不一时，小的称寄生胎，若一个胎儿在另一个胎儿体内称胎内胎（图 20-21）。

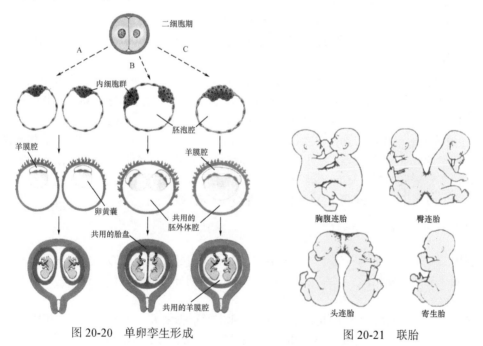

图 20-20　单卵孪生形成　　　　图 20-21　联胎

第 4 节　先天性畸形

先天性畸形（congenital malformation）是指胚胎发育过程中出现外形或内部结构的异常，又称为出生缺陷。出生缺陷包括功能、代谢和行为等方面的异常。畸形发生率为 2% 左右，比肿瘤高 8 倍，比心血管疾病高 5 倍，消化、泌尿、心血管的畸形较为多见，为死胎死产的主要原因。

一、先天性畸形的发生原因

发生原因包括遗传因素（占 25%）、环境因素（占 10%），以上两者相互作用以及原因不明的（占 65%）。

1. 遗传因素

（1）染色体畸变：包括染色体数目异常和结构异常。染色体数目增多引起的畸形如唐氏综合征（21 号染色体的三体），先天性睾丸发育不全综合征，即 Klinefelter 综合征（性染色体的三体 47，XXY）。染色体数目减少引起的畸形如先天性卵巢发育不全，即 Turner 综合征（45，XO）。染色体结构异常是指染色体断裂、缺失、易位、重复、倒位等。如 5 号染色体短臂末端断裂缺失，可引起猫叫综合征。

（2）基因突变：是指 DNA 分子碱基组成或排列顺序的改变，其染色体外形见不到异常。如果基因突变发生在生殖细胞，所产生的畸形将是遗传的，如软骨发育不全和多指（趾）畸形为显性遗传；肾上腺肥大和小头畸形则为隐性遗传。

2. 环境因素　引起先天性畸形的环境因素统称为致畸因子。致畸因子主要有五大类。

（1）生物性致畸因子：风疹病毒、巨细胞病毒、单纯疱疹病毒等。

（2）物理性致畸因子：各种射线、机械性压迫和损伤。

（3）致畸性药物：抗肿瘤药、抗惊厥药、抗生素、抗凝血药、激素等种类的药物。如抗肿瘤药物甲氨蝶呤可引起无脑畸形、小头畸形和四肢畸形；大量链霉素可引起先天性耳聋等。

（4）致畸形性化学因子：工业污染、食品添加剂、农药、防腐剂中，均含有致畸因子。如孕妇生活在含汞蒸汽的环境或饮用汞、铅和砷含量高的水，或食用饮用这些水的鱼肉、猪肉等，可导致胎儿小头畸形。

（5）其他致畸因子：吸烟、酗酒、缺氧、严重营养不良等。吸烟过多，血液中尼古丁浓度过高，可导致子宫内血管血流缓慢，胎儿供氧不足，胎儿发育不好。酗酒，孕妇过量饮酒也可导致胎儿多种畸形，酒精综合征，表现为发育迟缓、小头、小眼等。

3. 遗传因素与环境因素的相互作用　在畸形发生中，环境因素与遗传因素的相互作用是非常明显的。一方面环境因素可引起胚胎染色体畸变和基本突变；另一方面胚胎的遗传基因特性决定着胚胎对环境致畸因子的敏感度。流行病学调查资料表明，在同一地区风疹大流行时，同期怀孕妇女生下的婴儿有的出现畸形，有的却完全正常。

二、致畸敏感期

胚胎发育是一个连续的过程，处于不同发育阶段的胚胎对致畸因子作用的敏感程度不同，受到致畸因子作用后，最容易发生畸形的发育时期称致畸敏感期，这一时期的孕期保健最为重要。

在胚前期受到致畸因子的作用后，胚通常死亡而很少发展为先天性畸形。胚期第 3～8 周，胚体内细胞增殖分化活跃，对致畸因素最敏感，是胎儿先天性畸形发生率最高的阶段，所以处于致畸形敏感期。由于胚胎各器官的发生与分化时期不同，故致畸敏感期也不尽相同（图 20-22）。在胎儿期，胎儿受致畸因子作用后，发生畸形较局限，一般不出现宏观形态的畸形。

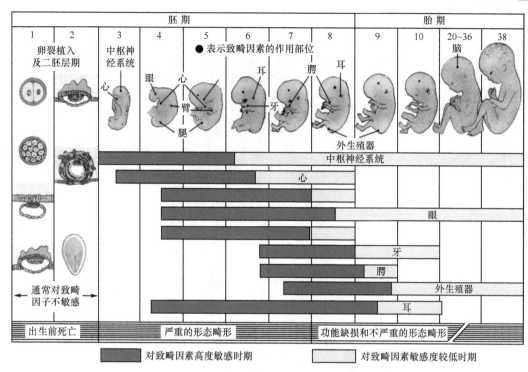

图 20-22　人体主要器官的致畸敏感期

第 5 节　胎儿的血液循环

胎儿的血液供应来自胎盘，肺泡毛细血管床近 2/3 关闭，其肺尚未建立呼吸功能，因此胎儿出生后，由于呼吸及肺循环的建立，血流途径则发生了重大改变。

一、胎儿血液循环途径

由胎盘来的脐静脉血是动脉血，富含氧和营养物质，在流入肝脏时，近 2/3 血液经静脉导管直接注入下腔静脉，1/3 血液经肝血窦注入下腔静脉。下腔静脉还收集由下肢和盆、腹腔器官来的静脉血，所以下腔静脉的血液为混合血，下腔静脉进入右心房，其大部分血液通过卵圆孔进入左心房，然后进入左心室。左心室的血液大部分经主动脉及三大分支分布到头、颈和上肢，以充分供应胎儿头部发育所需的氧和营养。小部分血液流入降主动脉。

从胎儿头、颈部及上肢回流到上腔静脉的血液，经右心房流入右心室，再进入肺动脉。因为胎儿肺处于不张状态，故肺动脉血仅少量入肺，近 90% 以上血液经动脉导管注入降主动脉。降主动脉的血液除了仅供应盆、腹腔器官和下肢外，还经两条脐动脉将血液送至胎盘。在胎盘内与母体血液进行气体和物质交换后，再经脐静脉送往胎儿体内（图 20-23）。

二、胎儿血液循环的特点

1. 动、静脉血液在不同部位发生一定程度上的混合。

2. 高氧含量主要供应肝、头颈部及上肢，所以胚胎的这些部位优先发育，如：胎儿头部较大。

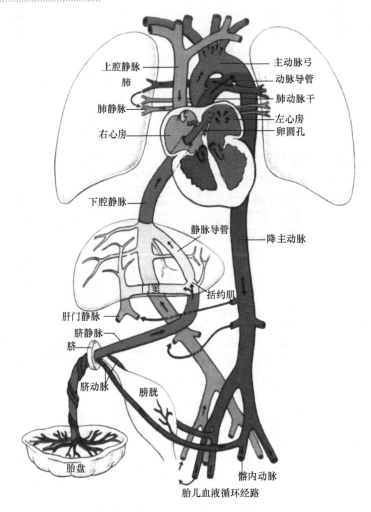

图 20-23　胎儿血循环通路

3. 由于肺尚未建立呼吸功能，所以此处的循环血量很小。

4. 循环途径中有卵圆孔、动脉导管、脐动脉、脐静脉和静脉导管等成人血液循环中不再存在的临时通路。

三、胎儿出生后血液循环的变化

胎儿出生后，由于新生儿肺开始呼吸活动和胎盘血液循环中断，胎儿血液循环发生一系列重大改变。

1. 脐动脉、脐静脉及静脉导管关闭，分别形成脐外侧韧带、肝圆韧带和静脉韧带。

2. **动脉导管闭锁**　由于肺的呼吸，流经动脉的血液大部分入肺，动脉导管于出生后收缩，以后管腔逐渐由内膜组织完全封闭，管壁平滑肌收缩呈关闭状态，出生 2～3 个月后，其动脉内膜增生封闭，成为动脉韧带。

3. **卵圆孔关闭**　胎儿出生后，由于肺循环的建立，使左心房压力高于右心房，第一房间隔与第二房间隔相贴，形成卵圆孔功能性关闭。到 1 岁左右，第一房间隔和第二房间隔的结缔组织增生使卵圆孔达到结构上的关闭。

小　结

受精卵经过卵裂、桑葚胚、胚泡形成和植入等过程，在第 2 周末形成由内、外胚层形成的二胚层胚盘，它是胚体发育的原基。第 3 周，原条出现，在内、外胚层之间形成中胚层，至此三胚层胚盘形成，并逐渐分化为各主要器官原基。到第 8 周末，胚胎已经初具人形。

受精卵不断分裂，其一部分形成胎儿，另一部分则形成胎膜和胎盘等附属器官，对胚胎起保护、营养、气体交换和排泄等作用。胎膜包括绒毛膜、羊膜、卵黄囊、尿囊和脐带。胎盘由母体的基蜕膜和胎儿的丛密绒毛膜组成，担负着胎儿和母体间物质交换的重任，并能分泌多种激素以维持妊娠。

先天性畸形是由于胚胎发育紊乱所致的形态结构的异常，其发生原因有遗传和环境两方面。胚期因为细胞分化活跃、胚胎外形变化明显，处于致畸敏感期。

来自脐静脉的血液经静脉导管通过下腔静脉进入右心房时，其大部分血液通过卵圆孔进入左心房，然后进入左心室。左心室的血液主要经主动脉弓及其三大分支分布到头、颈和上肢。回流到上腔静脉的血液进入肺动脉，其大部分经动脉导管注入降主动脉，经脐动脉送至胎盘进行气体和物质交换。胎儿出生后，由于新生儿肺开始呼吸活动和胎盘血液循环中断，胎儿血液循环发生一系列重大改变。

目　标　检　测

A₁ 型题

1. 胚期是指（　　）
   A. 受精卵形成到 2 周末
   B. 第 1 周到第 8 周末
   C. 第 3 周到第 8 周末
   D. 第 5 周到第 8 周末

2. 人胚胎在母体子宫内的发育经历（　　）
   A. 18 周　　　　　　B. 28 周
   C. 38 周　　　　　　D. 48 周

3. 受精时精子穿入（　　）
   A. 卵原细胞　　　　　B. 初级卵母细胞
   C. 次级卵母细胞　　　D. 次级卵泡

4. 精子产生、成熟和获能的部位分别是（　　）
   A. 生精小管、附睾、输卵管
   B. 生精小管、精囊、附睾内
   C. 直精小管、附睾、子宫内
   D. 生精小管、附睾、女性生殖管道

5. 胚泡植入与完成的时间于受精后（　　）
   A. 第 1～2 天至第 7～8 天
   B. 第 3～4 天至第 9～10 天
   C. 第 5～6 天至第 11～12 天
   D. 第 7～8 天至第 13～14 天

6. 不属于早期胚泡的结构是（　　）
   A. 滋养层　　　　　　B. 极端滋养层

C. 内细胞群　　　　　D. 胚泡腔

7. 植入发生在（　　）
   A. 受精后 24 小时内　B. 卵裂早期
   C. 桑葚胚期　　　　　D. 胚泡期

8. 最常见的植入部位是（　　）
   A. 输卵管黏膜　　　　B. 子宫底体黏膜
   C. 输卵管壶腹部黏膜　D. 子宫颈黏膜

9. 前置胎盘是由于胚泡植入在（　　）
   A. 子宫前壁　　　　　B. 子宫颈底
   C. 子宫后壁　　　　　D. 子宫底

10. 胚泡植入后子宫内膜改称为（　　）
    A. 蜕膜　　　　　　　B. 胎膜
    C. 绒毛膜　　　　　　D. 滋养层

11. 异位妊娠最常发生在（　　）
    A. 子宫阔韧带　　　　B. 肠系膜
    C. 输卵管　　　　　　D. 腹腔

12. 盘内的中胚层来自（　　）
    A. 下胚层　　　　　　B. 上胚层
    C. 胚外中胚层　　　　D. 体蒂

13. 胚外中胚层来自（　　）
    A. 内胚层　　　　　　B. 卵黄囊
    C. 外胚层　　　　　　D. 滋养层

14. 口咽膜和泄殖腔膜的结构是（　　）
    A. 内胚层和中胚层相贴

B. 内胚层和外胚层相贴

C. 中胚层和外胚层相贴

D. 内胚层和胚外中胚层相贴

15. 分化成体节的中胚层部分是（　　　）

A. 轴旁中胚层　　　　B. 间介中胚层

C. 侧中胚层　　　　　D. 间充质

16. 原条起源于（　　　）

A. 胚内内胚层　　　　B. 下胚层

C. 胚外中胚层　　　　D. 外胚层

17. 下列来源于外胚层的是（　　　）

A. 子宫　　　　　　　B. 睾丸

C. 中枢神经系统　　　D. 骨和软骨

18. 脑来源于（　　　）

A. 内胚层　　　　　　B. 外胚层

C. 外胚层与中胚层　　D. 体节

19. 前神经孔未愈将形成（　　　）

A. 无脑儿　　　　　　B. 脊髓裂

C. 唇裂　　　　　　　D. 面斜裂

20. 胎膜包括（　　　）

A. 绒毛、羊膜、脐带

B. 绒毛膜、羊膜、尿囊

C. 羊膜、卵黄囊、脐带

D. 绒毛膜、羊膜、卵黄囊、尿囊和脐带

21. 绒毛膜是由（　　　）

A. 细胞滋养层组成

B. 合体滋养层组成

C. 由三级绒毛干组成

D. 由滋养层和紧贴于其内的胚外胚层组成

22. 羊水的描述错误的是（　　　）

A. 羊水清澈透亮

B. 对胎儿有保护作用

C. 胎儿浸浴于羊水之中

D. 羊水过多常见于消化管闭锁

23. 胎盘的描述错误的是（　　　）

A. 呈圆盘状

B. 胎儿面由丛密绒膜组成

C. 胎盘重约 3000g

D. 母体面粗糙

24. 分娩时羊水量是（　　　）

A. 500～1000ml　　　B. 500～1500ml

C. 1000～1500ml　　　D. 1000～2000ml

25. 在孕娠后期胎儿生长发育在（　　　）

A. 胚外体腔　　　　　B. 子宫腔

C. 卵黄囊腔　　　　　D. 羊膜腔

26. 已确定对人类有致畸作用的物理因子是（　　　）

A. 高温、严寒　　　　B. 超声

C. 微波　　　　　　　D. 放射线

27. 致畸敏感期（　　　）

A. 受精后两周内

B. 受精后 3～8 周

C. 第 4～6 个月胎儿

D. 第 8～10 个胎儿

28. 胎儿血液循环中含氧量最高的血管是（　　　）

A. 脐静脉　　　　　　B. 主动脉

C. 脐动脉　　　　　　D. 肺静脉

29. 关于胎儿血液循环哪项错误（　　　）

A. 脐静脉血大部分经静脉导管入下腔静脉

B. 进入右心房的血液大部分入右心室

C. 肺动脉的血大部分经动脉导管入主动脉

D. 主动脉弓的血液主要分布于头颈部

30. 卵圆孔完全关闭是在（　　　）

A. 胎儿第 4 个月　　　B. 胎儿第 6 个月

C. 出生前不久　　　　D. 出生后一年左右

参 考 文 献

毕玉顺，邢子英. 2010. 人体解剖学与组织胚胎学学习指南. 济南：山东大学出版社.

曹英林. 2010. 病原生物学和免疫学. 济南：山东大学出版社.

陈兴保. 2004. 病原生物学和免疫学. 第 6 版. 北京：人民卫生出版社.

成令忠，冯京生，冯子强，钟翠平. 2000. 组织学彩色图鉴. 北京：人民卫生出版社.

成令忠. 1993. 组织学（第 2 版）. 北京：人民卫生出版社.

甘泉涌，王滨. 2003. 解剖组胚学. 北京：科学出版社.

甘泉涌，王滨. 2007. 解剖组胚学（下册）. 第 2 版. 北京：科学出版社.

高英茂. 2003. 组织学与胚胎学. 北京：人民卫生出版社.

高英茂. 2008. 组织学与胚胎学（双语版）. 第 2 版. 北京：科学出版社.

胡圣尧，李修明. 2007. 免疫学基础. 第 2 版. 北京：科学出版社.

刘文庆，刘春波. 2004. 人体解剖学. 北京：人民卫生出版社.

马大军. 2009. 人体解剖学与组织胚胎学. 北京：中国协和医科大学出版社.

聂毓秀. 2000. 组织学与胚胎学（第 2 版）. 北京：人民卫生出版社.

石玉秀. 2003. 组织学与胚胎学彩色图谱. 上海：上海科学技术出版社.

唐军民. 2004. 组织学与胚胎学彩色图谱. 北京：北京大学医学出版社

万朋杰，孙恒赟. 2009. 组织学与胚胎学应试向导. 上海：同济大学出版社.

王淑钗，朱清仙，顾栋良. 2001. 组织学与胚胎学. 北京：人民军医出版社.

王之一. 2003. 解剖组胚学. 北京：科学技术出版社.

徐晨. 2009. 组织学与胚胎. 北京：高等教育出版社.

杨光华. 2002. 病理学. 第 5 版. 北京：人民卫生出版社.

邹钟之. 2008. 组织学与胚胎学. 第 7 版. 北京：人民卫生出版社.

邹仲之，李继承. 2008. 组织学与胚胎学. 第 7 版. 北京：人民卫生出版.

邹仲之. 2004. 组织学与胚胎学. 第 5 版. 北京：人民卫生出版社.

教 学 大 纲

一、课程性质及任务

织胚胎学是高等职业学校医学相关专业的一门重要的专业基础课,属形态学科范畴。其主要内容是使学生掌握正常人体生命活动的组织结构基础和人体发育过程基本知识;能较熟练地掌握显微镜观察的基本技能;能辨认重要组织器官的微细结构;对本学科的近代发展概况及所取得的重要成就有所了解;为学习后续课程奠定必要的形态学基础。

二、教学重点、深度和广度

本课程中的组织学是研究机体微细结构及其相关功能的科学,是以显微镜观察组织切片为基本方法的,重点介绍上皮组织、结缔组织、肌组织、神经组织的结构特征以及器官系统中各器官的微细结构及功能。而胚胎学是研究个体发生和生长及其发育机理的科学,其重点介绍生殖细胞形成、受精、胚胎发育、胚胎与母体的关系、先天性畸形等。广度:四大基本组织、器官组织光镜结构特点及其相关功能;深度:典型(代表性结构)内容要求讲解到超微结构甚至分子结构水平。如某些屏障结构等。

三、教学方法与手段

教学包括理论讲授、显微镜观察、案例分析讨论、录像观察、示教等几种方式,把主要问题讲深讲透,次要问题扼要讲述或留给学生自学。教学进程中要充分运用标本、多媒体课件、录像及图文声像并茂的网上教材等教学手段,帮助学生理解本学科知识。

四、学分和学时分配

本课程为 2 学分,组织胚胎学教学时数为 36 学时,理论讲授 18。

五、教学内容、目标及学时分配

教学内容要点	教学要求			教学内容要点	教学要求		
	了解	理解	掌握		了解	理解	掌握
一、绪论				1. 被覆上皮			√
1. 人体的组成		√		2. 腺上皮和腺			
2. 组织学及胚胎学的定义及在医学中的地位	√			四、结缔组织		√	
				1. 疏松结缔组织		√	
3. 组织学及胚胎学的研究方法		√		2. 致密结缔组织	√		
4. 组织学及胚胎学的学习方法		√		3. 脂肪组织	√		
二、细胞				4. 网状组织	√		
1. 概述		√		五、软骨组织和骨			
2. 细胞的基本结构			√	1. 软骨组织		√	
3. 细胞分裂		√		2. 骨组织和骨			√
4. 细胞的分化	√			3. 骨的发生	√		
5. 细胞凋亡	√			六、血液			
三、上皮组织			√	1. 红细胞			√

续表

教学内容要点	了解	理解	掌握	教学内容要点	了解	理解	掌握
2. 白细胞			√	2. 生殖管道		√	
3. 血小板		√		3. 附属腺	√		
4. 血细胞发生	√			十六、女性生殖系统			
七、肌组织			√	1. 卵巢			√
1. 骨骼肌			√	2. 输卵管		√	
2. 心肌			√	3. 子宫			√
3. 平滑肌		√		4. 乳腺	√		
八、神经组织				5. 阴道	√		
1. 神经元的形态结构		√		十七、皮肤			
2. 神经胶质细胞	√			1. 表皮		√	
3. 神经纤维		√		2. 真皮		√	
4. 神经末梢	√			3. 皮肤的附属器	√		
九、循环系统				4. 指（趾）甲	√		
1. 循环系统管壁的一般结构			√	十八、眼和耳			
2. 循环系统各段管道的结构特点		√		1. 眼			√
3. 心			√	2. 耳			√
4. 微循环		√		十九、内分泌系统			
十、免疫系统				1. 概述	√		
1. 免疫细胞			√	2. 甲状腺		√	
2. 淋巴组织		√		3. 甲状旁腺		√	
3. 淋巴器官			√	4. 肾上腺		√	
十一、消化管				5. 垂体			√
1. 消化管壁的一般结构	√			6. 松果体	√		
2. 口腔与咽		√		7. 弥散神经内分泌系统	√		
3. 食管			√	二十、人体胚胎学总论			
4. 胃			√	（一）人体胚胎早期发育			
5. 小肠	√			1. 生殖细胞和受精		√	
6. 大肠			√	2. 胚泡形成和植入		√	
7. 消化管的淋巴组织			√	3. 胚层的形成和分化	√		
8. 胃肠的内分泌细胞		√		（二）胎膜和胎盘			√
十二、消化腺				1. 胎膜			√
1. 唾液腺	√			2. 胎盘			√
2. 胰腺			√	（三）双胎、多胎和联胎			
3. 肝			√	1. 双胎	√		
4. 胆囊与胆管		√		2. 多胎	√		
十三、呼吸系统				3. 联胎	√		
1. 呼吸道		√		（四）先天性畸形			
2. 肺			√	1. 先天性畸形的发生原因		√	
十四、泌尿系统				2. 致畸敏感期		√	
1. 肾			√	（五）胎儿的血液循环			
2. 排尿管道		√		1. 胎儿血液循环途径			√
十五、男性生殖系统				2. 胎儿血液循环的特点			√
1. 睾丸			√	3. 胎儿出生后血液循环的变化		√	

参 考 答 案

第1章
1. C 2. A 3. D 4. C

第2章
1. D 2. A 3. D 4. D 5. A 6. CD
7. ABCE

第3章
1. C 2. C 3. B 4. A 5. A 6. C
7. B 8. B 9. D 10. C 11. A
12. C 13. E 14. B

第4章
1. B 2. C 3. A 4. B 5. A 6. D
7. B 8. A 9. E

第5章
1. B 2. D 3. E 4. E 5. B

第6章
1. E 2. C 3. A 4. E 5. A

第7章
1. C 2. C 3. B 4. B 5. C 6. B
7. A 8. B 9. A 10. C 11. E

第8章
1. E 2. C 3. A 4. D 5. B 6. C
7. A 8. D 9. E 10. A 11. C
12. B 13. D 14. A 15. E 16. E
17. A 18. C 19. D 20. B

第9章
1. A 2. B 3. B 4. C 5. A 6. D
7. A 8. A 9. A 10. D

第10章
1. C 2. C 3. D 4. D 5. A 6. B
7. B 8. B 9. D

第11章
1. E 2. C 3. E 4. B 5. C 6. C
7. D 8. A 9. E

第12章
1. D 2. C 3. D 4. B 5. B 6. A
7. B 8. B 9. A 10. C 11. B 12. E

第13章
1. C 2. D 3. B 4. A 5. B

第14章
一、填空题
1. 肾小体　肾小管
2. 血管球　肾小囊　脏层　壁层　肾小囊腔
3. 近端小管　细段　远端小管
4. 近端小管直部　细段　远端小管直部
5. 有孔毛细血管内皮　基膜　裂孔膜

二、选择题
1. B 2. B 3. B 4. D 5. B 6. B
7. B 8. D 9. C

第15章
1. D 2. B 3. C 4. A 5. C 6. A
7. E 8. E 9. B 10. C 11. C
12. E 13. C 14. A 15. D 16. B

第16章
1. C 2. B 3. D 4. A 5. C 6. A
7. B 8. D 9. C 10. C 11. D 12. A
13. B 14. E 15. A 16. B 17. E

第17章
1. D 2. D 3. D 4. C 5. E 6. C
7. E 8. E 9. B 10. A

第18章
1. E 2. C 3. D 4. D 5. D 6. E 7. A

第19章
1. D 2. D 3. B 4. A 5. B 6. B
7. C 8. B 9. B 10. D 11. A 12. C
13. B 14. D 15. D 16. C 17. A

第20章
1. C 2. C 3. C 4. D 5. C 6. D
7. D 8. B 9. B 10. A 11. C
12. B 13. D 14. B 15. A 16. D
17. C 18. B 19. A 20. D 21. D
22. A 23. C 24. C 25. D 26. D
27. B 28. A 29. B 30. D